NOUVEAUX FAITS

POUR SERVIR A L'HISTOIRE

DE LA

RECTOTOMIE LINÉAIRE

PAR

Joseph CEROU
Docteur en médecine de la Faculté de Paris.

PARIS
A. PARENT, IMPRIMEUR DE LA FACULTÉ DE MÉDECINE
31, RUE MONSIEUR-LE-PRINCE, 31

1875

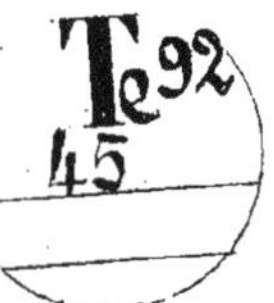

NOUVEAUX FAITS

POUR SERVIR A L'HISTOIRE

DE LA

RECTOTOMIE LINÉAIRE

PAR

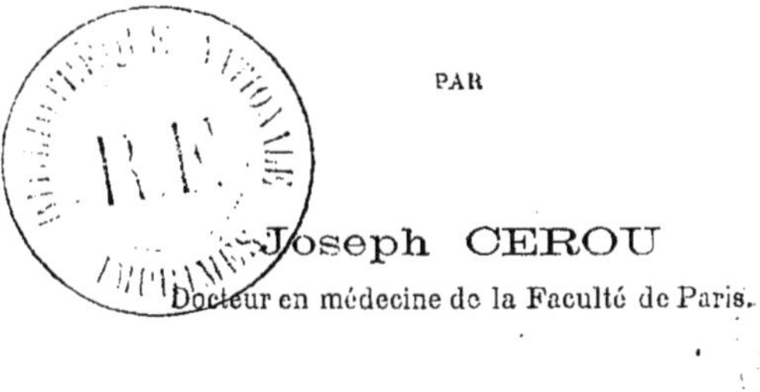

Joseph CEROU

Docteur en médecine de la Faculté de Paris.

PARIS

A. PARENT, IMPRIMEUR DE LA FACULTÉ DE MÉDECINE

31, RUE MONSIEUR-LE-PRINCE, 31

1875

A LA MÉMOIRE

DE MON PÈRE

A MA MÈRE.

Faible gage de ma piété filiale et de ma reconnaissance.

A LA MÉMOIRE

DE MON ONCLE JOSEPH CEROU

Docteur en médecine de la Faculté de Paris

A MES PARENTS

A MES AMIS

A MON MAITRE DANS LES HOPITAUX
ET PRÉSIDENT DE THÈSE

M. VERNEUIL

Professeur de clinique chirurgicale à la Faculté de médecine de Paris,
Chirurgien de l'hôpital de la Pitié,
Membre de l'Académie de médecine, etc.

NOUVEAUX FAITS

POUR SERVIR A L'HISTOIRE

DE LA

RECTOTOMIE LINÉAIRE

INTRODUCTION.

Si nous nous en étions tenu au programme que le sens littéral de notre titre semblait tout d'abord nous tracer, nous nous serions contenté d'accompagner de quelques réflexions les huit observations inédites que contient ce travail.

Nous avons pensé qu'il pouvait être utile d'y ajouter celles publiées jusqu'à ce jour, afin de présenter un résumé, aussi complet que possible, des faits relatifs à la rectotomie linéaire. Nous avons essayé de plus de tracer une rapide esquisse de l'historique et du manuel de cette opération; puis enfin nous nous sommes livré à quelques considérations sur la nature des rétrécissements, la valeur des diverses méthodes thérapeutiques qu'on leur a appliquées, et sur les résultats de la rectotomie linéaire

CHAPITRE PREMIER.

Historique. — Manuel opératoire.

En 1838, Stafford pratiquait, en Angleterre, une opération consistant à inciser largement au bistouri les rétrécissements fibreux du rectum. Il comprenait dans la section le tissu induré, la muqueuse, la paroi rectale, le sphincter anal et la peau. Mais ce chirurgien compromit sa méthode par l'exagération qu'il apporta dans son application ; il ne se contenta pas, en effet, d'inciser la paroi postérieure du rectum, il porta l'instrument tranchant sur la paroi antérieure de cet organe, s'exposant ainsi à des lésions graves, soit du côté de la prostate, soit du côté des vésicules séminales.

En 1865, Nélaton, comme l'a rapporté M. Panas dans une discussion qui a eu lieu à la Société de chirurgie, vers la fin de l'année 1872, appliqua l'opération de Stafford, mais il se borna à débrider en arrière ; M. Panas lui-même a depuis mis en pratique ce procédé, et il s'en est déclaré partisan.

Cependant en 1863, deux ans auparavant, M. Verneuil ayant eu à traiter une malade atteinte d'un rétrécissement fibreux du rectum étendu et compliqué de nombreuses fistules péri-anales, avait pratiqué l'incision des trajets à l'aide de l'écraseur linéaire, ainsi que Chassaignac l'a conseillé dans son *Traite de l'Écrasement linéaire* (page 220) ; or, il se trouva que l'un de ces trajets, plus long que les autres, venait aboutir au-dessus du rétrécissement fibreux, et qu'après son incision la malade marcha vers une guérison rapide. Voici les termes dans lesquels ce chirurgien a décrit cette opération, dans la première observation de son mémoire, lu le 16 octobre 1872 à la Société de chirurgie : « Les « fistules étaient si longues, les décollements si « vastes et si profonds, bien que situés en réalité « dans le tissu cellulaire sous-cutané, que je ne « débridai d'abord que la moitié droite des trajets ; « un mois après j'opérai ceux du côté gauche. L'a- « mélioration fut grande, mais la guérison ne fut « pas complète. On voyait près de l'anus un trajet « cheminant en dehors de la paroi rectale, à plu- « sieurs centimètres de profondeur ; de plus, les « indurations profondes persistaient, et l'introduc- « tion du doigt était presque aussi difficile qu'au- « paravant. A force de patience, je parvins à con- « duire un stylet dans le trajet et à le faire sortir « dans le rectum, à plus de cinq centimètres de « l'anus ; en conséquence, dans une troisième « séance, je fis passer une chaîne dans le conduit, « et fis la section d'un tissu d'une extrême dureté. « Cette fois la cure s'acheva, et, quatre mois après « les débuts de la guérison, tout était cicatrisé. »

Dans les observations II, III, IV et V, rapportées dans ce mémoire, nous retrouvons l'application du même mode opératoire, avec la différence que dans ces derniers cas la fistule pouvant conduire au-dessus du rétrécissement a été recherchée avec soin ;

mais dans la VIe observation, nous voyons se dessiner un manuel opératoire plus défini ; et, pour la première fois, la rectotomie linéaire nous apparaît comme une opération réglée ; voici, d'après M. Verneuil, comment on doit la pratiquer :

Lorsqu'il existe en arrière, sur la ligne médiane ou très-près de cette ligne, une fistule conduisant au-dessus du rétrécissement, c'est par là que l'on introduit la sonde ou le stylet qui servira à conduire la chaîne de l'écraseur ; l'incision qui fera communiquer sur toute sa longueur le trajet fistuleux avec la cavité même du rectum sectionnera du même coup le rétrécissement.

Lorsqu'il n'existe pas de trajet fistuleux, le malade étant endormi, on plonge à deux centimètres au-dessous du coccys un trocart courbe ; on l'enfonce en dirigeant sa pointe vers la pulpe de l'index introduit dans le rectum, et dépassant la limite supérieure du rétrécissement. A ce moment, on engage à travers la canule du trocart la chaîne de l'écraseur ; on ramène par le rétrécissement le chef parvenu dans le rectum, on retire la canule ; il ne reste plus qu'à articuler l'instrument et pratiquer la section. Elle doit se faire très-lentement, de façon à ne courir aucun risque d'hémorrhagie.

L'incision du rectum opérée, on se contente de placer quelques plumasseaux de charpie sèche entre les lèvres de la plaie ; on ne met jamais de mèche ni de canule dans le rectum, à moins que la section de l'écraseur n'ait pu comprendre toute l'épaisseur du rétrécissement. A partir du troisième jour, on fait, deux ou trois fois dans les vingt-quatre heures, des injections avec de l'eau alcoolisée, chlorurée ou phéniquée. Parfois cependant, immédiatement après la section, on cautérise vigoureusement au fer rouge la surface de la plaie.

Depuis, M. Verneuil a modifié son *Manuel opératoire* suivant les cas ; ainsi, chez la malade de l'observation XIV, le galvano-cautère a été substitué à l'écraseur linéaire, et la section a été faite en procédant de dehors en dedans. Ce mode opératoire pourrait être rapproché jusqu'à un certain point de celui de M. Panas.

Quelques années plus tard, en 1868, M. Verneuil appliqua la rectotomie linéaire à un malade atteint d'épithélioma très-étendu de la partie inférieure du rectum. Dans ce cas et dans plusieurs autres, il pratiqua la section simple telle que nous l'avons décrite plus haut. Dans la suite, pensant rendre le traitement plus efficace, nous voyons l'opérateur (observation XX consignée à la fin de la deuxième partie de cette dissertation), tailler un lambeau cutané ayant sa base au coccys et sa pointe au sphyncter, le soulever comme un volet et enlever un triangle de paroi rectale disposé en sens inverse du premier, c'est-à-dire ayant sa base au sphincter compris lui-même dans la section, et se prolongeant, par le sommet, le plus haut qu'il a été possible. Mais si les différents modes opératoires varient un peu, l'idée restant une, tous peuvent être justement rapportés à une seule et même méthode.

CHAPITRE II.

Des rétrécissements du rectum. — Modes divers de traitement. — Résultats de la rectotomie linéaire.

On rencontre à l'extrémité inférieure du rectum deux variétés principales de rétrécissements : ceux-là dus à la présence de produits néoplasiques bénins, ceux-ci produits par des tumeurs cancéreuses. On a voulu par la rectotomie linéaire, guérir les premiers et pallier les accidents immédiats des seconds. Nous allons dans deux paragraphes séparés, après avoir rappelé rapidement l'histoire de ces deux classes d'affections et celle des traitements qu'on leur a appliqués, juger, à l'aide des documents nouveaux consignés dans ce travail, si l'on a atteint le but qu'on s'était proposé.

§ I. — DES RÉTRÉCISSEMENTS FIBREUX.

Les rétrécissements du rectum, qui ne sont point dus à une production néoplasique maligne épithéliale, carcinomateuse ou fibro-plastique, reconnaissent comme origine différentes causes.

Parfois l'obstruction partielle du calibre intestinal est due à une inflammation chronique de la muqueuse.

Dans des cas dont on connaît de nombreux exemples, le rétrécissement est produit par la rétraction d'un tissu cicatriciel ayant lui-même succédé à des lésions diverses ; tantôt à des ulcérations dyssentériques (cas de M. Ledentu rapporté dans la thèse de mon ami le docteur Pinguet, page 29) ; tantôt, ou à des chancres phagédéniques ayant détruit une partie du rectum, ou à des plaques muqueuses ayant amené une inflammation de voisinage (opinion de MM. Gosselin. — *Recherches sur les rétrécissements syphilitiques du rectum.* — *Archives générales de Médecine*, 1854, et A. Després. — *Société de Chirurgie*, 22 janvier 1873) ; ou enfin à l'infiltration dans les tissus cellulaires sous-muqueux et péri-rectal d'éléments fibro-plastiques, infiltration se produisant à la période tertiaire de la syphilis (opinion de MM. Verneuil, Trélat, Fournier. — *Leçons sur les lésions tertiaires de l'anus et du rectum.*)

Pour ceux-là le rétrécissement est vénérien et non syphylitique ; pour ceux-ci, il se rattache absolument à une période de l'évolution de la vérole.

M. Panas, qui partage ces dernières idées, a montré, en 1872, à la Société de chirurgie, une pièce dans laquelle les fibres lisses du rectum étaient hypertrophiées et concouraient à la formation du rétrécissement. Les tissus cellulaires sous-muqueux et péri-rectal considérablement augmentés et condensés, contribuaient aussi à former de l'induration.

Les lésions intra-rectales produites par l'introduction de corps vulnérants ou de liquides corrosifs, peuvent être une cause de rétrécissement du rectum. Cas de rétrécissement ayant succédé à l'injection par l'anus d'un mélange d'eau bouillante et de thérébentine (*Low the Lancet*, 8 mars 1872); autre cas très-grave ayant succédé à un lavement d'acide sulfurique pur, cité par Chassaignac.

La tuberculose pulmonaire enfin a été regardée par quelques auteurs comme capable d'amener des rétrécissements; mais on n'est pas d'accord à ce sujet : plusieurs mettent fortement en doute cette origine, M. Verneuil est de ceux-ci. C'est là, du reste, un point difficile à apprécier; en effet, la tuberculose a-t-elle précédé le rétrécissement ou en est-elle la conséquence?

Nous ne mentionnerons que pour mémoire et seulement pour les écarter de notre sujet les rétrécissements ayant succédé à une contracture de longue durée du sphincter anal. Cette contracture reconnaît pour cause tantôt une fissure de l'orifice rectal, tantôt la présence dans son voisinage de plaques muqueuses ou autres ulcérations.

Tel est le résumé succinct des origines diverses reconnues par les auteurs de nos jours aux rétrécissements fibreux du rectum. Les accidents généraux et locaux qu'ils produisent sont le plus souvent graves. Si nous consultons les documents rassemblés à la fin de ce chapitre, nous sommes frappés de voir noté dans chacune des observations qui y sont consignées un phénomène des plus graves, à savoir le dépérissement considérable des malades. Cette altération générale de l'économie doit être attribuée à des causes multiples ; il n'est pas rare en effet qu'un rétrécissement un peu étroit et durant depuis quelque temps donne lieu à des fistules nombreuses. (Observations I, II, III, IV, etc.). Or, nous savons combien la suppuration abondante qu'elles entraînent est une cause active d'altérations organiques. De plus, la partie du rectum située au dessus du rétrécissement se termine en un cul-de-sac plus ou moins analogue aux goussets valvulaires, d'où la formation de clapiers où stagnent des matières septiques, matières qui, absorbées, empoisonnent l'économie, amènent une diarrhée persistante et fétide, et avec celle-ci tous les symptômes de l'hecticité. Soit à cause de cette absorption putride, soit parce que les fonctions rectales ne se font plus qu'incomplétement, il arrive bientôt que les divers actes organiques de la nutrition, à savoir la digestion et l'assimilation, sont profondément troublées. Enfin, les douleurs violentes, les épreintes pénibles et incessantes qui tourmentent les malades, viennent concourrir à ce même but, l'affaiblissement général. Dans la plupart de nos observations nous retrouvons ce symptôme à un haut degré.

Ce délabrement général de l'économie peut amener la mort soit par consomption simple, soit par complication de tuberculose pulmonaire à marche plus ou moins rapide. (Observation VI et XII).

En outre, la plupart des lésions locales que nous

venons de décrire peuvent être, à un moment donné, l'origine de l'issue fatale et l'amener dans l'espace de quelques heures. En effet, l'inflammation du rectum peut être le point de départ d'une péritonite enlevant le malade d'une façon tout à fait inopinée; il peut aussi se développer au niveau du rétrécissement dans le tissu cellulaire périrectal des phlegmons, plus ou moins étendus et souvent rapidement mortels. Enfin, il n'est pas sans exemple que l'érysipèle et peut-être l'infection purulente soient venus hâter la terminaison fatale.

Pour parer à ces divers inconvénients, il a été mis en usage un grand nombre de méthodes; la plus simple, celle qui parait la plus innocente au premier abord, est la dilatation. Celle-ci a été appliquée sous deux formes distinctes, ou lentement et graduellement, ou tout d'un coup avec l'intention de rétablir dans une seule séance le calibre normal du rectum.

La dilatation lente a été employée successivement par Ancelin d'Amiens, Claudinus, Desault, Béniqué, Tanchou, Costallat, Bermond, de Bordeaux, Copeland, Calvert, en Angleterre. Ces différents auteurs se sont servis d'instruments très-divers, les uns de bougies, de mèches et de tentes, les autres de canules creuses en métal ou en caoutchouc vulcanisé; ces derniers se proposaient d'empêcher l'accumulation des matières fécales au-dessus du rétrécissement, en même temps qu'ils le dilataient. Quelques-uns enfin ont eu recours à des agents plus actifs, tels que laminaria, corde à boyaux, éponge préparée, etc.

Desault et Costallat affirment que ces divers moyens ont dans leurs mains guéri des rétrécissements du rectum; et de fait il paraît indubitable qu'ils ont produit de bons effets dans quelques cas. Mais l'on sait bien aujourd'hui que ces avantages ne s'obtiennent qu'au prix d'un traitement prolongé et régulier, et il est malheureusement trop prouvé que souvent tous les accidents ne tardent pas à revenir dès que la dilatation a été suspendue pendant quelque temps. En résumé, ce moyen nous paraît à peu près innocent, mais il est long et souvent infidèle. D'ailleurs, si le rétrécissement est accompagné de fistules sillonnant en tout sens le périnée, il nous paraît assez peu probable que la dilatation lente ait quelque influence heureuse sur leur guérison. Enfin il est certains malades, (Sauri *Etude sur les rétrécissements du rectum*. Thèse 1868) doués d'une sensibilité telle qu'il leur est impossible de supporter, même pendant quelques instants, la présence d'un corps étranger dans le rectum.

La dilatatation forcée, efficace le plus souvent dans les cas de contractures anales plus ou moins anciennes, nous paraît d'un emploi difficile et dangereux quand on veut l'appliquer à un rétrécissement tant soit peu étendu. M. le professeur Verneuil cite volontiers dans ses leçons, et a rapporté dans son mémoire, lu en 1872, à la société de chirurgie, un cas dans lequel une femme a succombé rapidement à une péritonite généralisée après l'introduction à travers le rétrécissement syphylitique dont elle était affectée, d'un seul doigt poussé sans effort, dans le but d'explorer le siége de la lésion. M. Lannelongue (Gaz. hop. 23 octobre 1872) a observé un cas analogue; enfin M. Chassaignac en a rapporté un dans son traité de médecine opératoire. D'autres chirurgiens ont perdu des malades, dans des conditions moins simples, où il a paru cependant que la cause était tout à fait hors de proportion avec les accidents mortels qui sont survenus dans la suite. Ici, dans le service de Laugier, c'est une bougie en gomme élastique qui, introduite dans le rectum, a déterminé une péritonite mortelle (Pinguet, loco cit., obs. III) là, chez M. Ledentu, à Lariboisière, c'est l'introduction d'un dilatateur qui a amené la mort; (Idem, obs. V). Ces faits et beaucoup d'autres que l'on pourrait trouver dans les auteurs, nous semblent devoir rendre les chirurgiens circonspects dans l'emploi de la dilatation forcée. Il existe d'ailleurs de nombreuses observations qui établissent que ce moyen thérapeutique, qu'il ait donné lieu à des accidents, ou qu'il ait été inoffensif, a été appliqué dans un grand nombre de cas sans aucun résultat appréciable ; témoins entre autres les deux cas de M. Lannelongue (*Bulletin de la société de chirurgie*, 1872), dans lesquels une fois le résultat fut absolument nul, mais où les tentatives de dilatation n'amenèrent aucun accident, tandis qu'une autre fois, le résultat étant aussi peu favorable, les suites furent moins simples. Nous en finirons avec la dilatation forcée en rappelant que, dans la longue et intéressante discussion qui eut lieu avec la société de chirurgie en 1872, à propos des rétrécissements du rectum, M. Trélat, après avoir raconté qu'il avait pratiqué cette opération chez une femme, et qu'il avait eu à s'en repentir, ajoutait que, quant à lui, il se proposait d'abandonner absolument, dans la suite, ce procédé. Il serait bon peut-être que ce sage exemple fut suivi.

La cautérisation, pratiquée au moyen du cautère actuel, des caustiques potentiels ou des acides, a été préconisée à diverses époques par quelques chirurgiens ; mais cette méthode fort peu appliquée du reste, ne paraît avoir donné quelques résultats que dans les cas de granulations rectales d'origine blennorrhagique. Nous devons même dire que dans quelques-unes des rares occasions où elle a été employée, elle a suffi pour amener la mort.

Il y a longtemps qu'on avait imaginé de débrider intérieurement, à l'aide de l'instrument tranchant, les retrécissements du rectum, ceux surtout qui présentaient la forme valvulaire ; on se proposait, en agissant ainsi, d'en faciliter la dilatation consécutive. C'était la pratique de Wismann, Hawkins, H. Smith, Boyer ; c'est encore ainsi que procédaient Amussat, Béraud, Maslieurat-Lagemard, et, à une époque plus rapprochée de nous, Velpeau, Malgaigne, Nélaton et Sédillot. Ces différents chirurgiens ont imaginé des instruments divers, pour pratiquer cette opération ; le plus récent est celui de M. Richet, construit en vue d'enlever une portion annulaire du rètrécissement ; son mécanisme est analogue à celui de l'emporte-pièce. M. Richet affirme avoir retiré de grands avantages de l'emploi de son instrument. Il paraît du reste que la *rectotomie interne* (c'est le nom de la méthode que nous étudions) a donné dans quelques cas de bons résultats. Il nous est facile de reconnaître cependant que le plus souvent la guérison a été obtenue dans les cas où il s'agissait de brides valvulaires ayant amené une contracture permanente du sphincter anal : C'est dans ces conditions que Nélaton a guéri une femme à l'hôpital des Cliniques. Il n'est pas inutile de remarquer d'ailleurs que la rectotomie interne ne fait que préparer les voies à la dilatation lente et progressive ; qu'elle ne peut rien sans elle et qu'elle n'est, par conséquent, que la préface de cette dernière méthode. Ajoutons enfin que la rectotomie interne a été assez souvent suivie de mort; quelquefois d'une manière assez prompte : Tel est l'exemple, qu'on en trouve dans les *Bulletins de la Société anatomique* de 1857, dans lequel l'infection purulente a amené la mort à la suite de débridements pratiqués, avec les plus grandes précautions, sur un rétrécissement très-étroit. Plus récemment M. Blachez (mars 1867) a communiqué à la société anatomique l'observation d'un cas analogue, relatif à une fille de 26 ans, qui succomba à une péritonite survenue à la suite de débridements internes, effectués avec prudence et pour la seconde fois, sur un rétrécissement syphilitique dont elle était affectée.

Dans le cours historique placé au premier chapitre de ce travail, nous avons parlé d'une opération pratiquée pour la première fois par Stafford appliquée depuis par Nélaton, puis enfin par M. Panas : nous voulons parler de la *rectotomie externe*. Le manuel de cette opération, consiste à fendre, sur la ligne médiane, en arrière, la paroi rectale, le tissu cellulaire et la peau, de façon à bien découvrir le rétrécissement ; puis, cela étant fait, à inciser couche par couche le tissu induré que l'on voit dès lors facilement et nettement au fond de la plaie, jusqu'à ce qu'on juge le débridement suffisant. Il est nécessaire après cela de dilater pendant un temps plus ou moins long, au moyen de bougies, de canules, etc., car, au niveau du rétrécissement, toute la paroi rectale n'est pas complétement incisée, et la coarctation pourrait se reproduire. M. Panas a pratiqué cette opération deux fois ; on a considéré les deux résultats comme deux succès, mais il nous paraît difficile de regarder le second fait comme ayant eu une fin heureuse, puisque la malade est morte quelques semaines après.

Observation I. — Rétrécissement fibreux du rectum d'origine probablement syphilitique, rectotomie externe ; guérison. (*Gaz. des hôpit.*, 12 déc. 1872).

G.... Herminie, 33 ans, pâle, amaigrie, atteinte d'un rétrécissement douloureux du rectum d'origine probablement syphilitique. Après des tentatives infructueuses de dilatation, on pratique sur cette malade la rectotomie externe le 26 décembre 1867. On introduit dans le rectum une canule percée au centre pour laisser passer les gaz; la malade quitte l'hôpital le 10 juin guérie. Dix-huit mois après la guérison persistait encore.

Observation II. — Rétrécissement du rectum chez une syphilitique; insuccès de la rectotomie interne et de la dilation. — Rectotomie externe. — Phlegmatia alba dolens. — Mort. (*Gaz. des hôpit.*, 14 déc. 1872).

L.... Julie, syphilis remontant à 15 ans: traitée auparavant par différents chirurgiens, sans aucun résultat. Rectotomie externe le 24 août 1872. Introduction d'une canule en caoutchouc d'une circonférence de 8 centimètres. Phlegmatia alba dolens; mort le 4 novembre.

Ce procédé en somme a été appliqué trop peu de fois pour que l'on puisse se faire une opinion bien arrêtée à son sujet. Nous dirons cependant qu'on lui a reproché d'exiger pendant un temps fort long, l'introduction et la mise en demeure dans le rectum de corps dilatants; de plus nous appuyant sur les autorités de MM. Verneuil et Chassaignac, nous dirons qu'il nous paraît tout au moins téméraire de fendre au bistouri un organe aussi vasculaire que le rectum, tant à cause de l'hémorrhagie qui peut succéder à cette opération que ses complications qui peuvent résulter des absorptions faites par les vaisseaux béants à la surface d'une plaie produite par une section nette.

Quelques chirurgiens semblent attendre beaucoup de l'application de *l'électrolyse* ou résorption se faisant sous l'influence des courants continus, à la guérison des rétrécissements fibreux du rectum. Le 12 février 1873, M. L. Lefort a rapporté un cas d'amélioration sensible obtenue par ce moyen. A ce fait se borne à peu près tout ce que l'on sait de cet agent thérapeutique; de nouvelles observations sont nécessaires pour en apprécier sûrement et les effets et les avantages.

L'anus artificiel pratiqué par la méthode de Littre, ou par celle de Callisen, est une ressource extrême dans les cas de rétrécissement du rectum, tellement étendue que toute autre méthode est désormais inapplicable. C'est pour le chirurgien une dernière ressource à laquelle il doit avoir recours, pour empêcher le malade de succomber aux accidents de l'obstruction intestinale.

Avant de mettre en pratique ce moyen extrême, alors qu'on a épuisé, sans aucun résultat, tous les procédés des méthodes non sanglantes, et qu'on est obligé, en dernière analyse, d'en venir à une opération plus radicale, il est permis, il est même bon, croyons-nous, d'avoir recours, soit à la rectotomie externe, dont nous venons de parler, soit à la *rectotomie linéaire*, opération moins dangereuse et plus efficace que la précédente. Les résultats obtenus par ce procédé sont satisfaisants dans la plupart des cas.

Si nous consultons, en effet, nos documents, ils nous montrent qu'il ne s'est produit aucun accident grave, à la suite de l'opération, dans les huit premiers cas où elle a été appliquée. Le malade qui fait le sujet de la IXe observation, a été enlevé par un érysipèle, mais l'opération avait été pratiquée au mois de mars, c'est-à-dire à l'époque de l'année où cette redoutable complication des plaies chirurgicales apparaît, de l'avis de tous nos maîtres, avec le plus de facilité et sous la plus légère influence. Les suites ont été des plus bénignes chez tous les autres opérés.

Cependant, nous devons à la vérité de dire, que si la rectotomie n'a été la cause immédiate de la mort que dans un seul cas, elle a été impuissante à l'empêcher chez deux autres malades. Le premier est un homme qui fait l'objet de l'observation VI, le second une femme dont l'histoire est consignée à l'observation XII. De ces deux malades, l'un est mort depuis longtemps déjà et l'autre est bien près de sa fin. Quant à la malade qui fait l'objet de l'observation V, et qui a succombé à la tuberculose, quatre ans après l'opération, sans avoir présenté, pendant cette période, aucune récidive du côté des accidents du rectum, nous n'admettons point pour elle que la mort soit imputable à l'insuffisance de la thérapeutique ; un sujet guéri d'un rétrécissement du rectum peut fort bien devenir la proie d'une tuberculose entièrement indépendante de la première affection.

Dans un autre ordre d'idées, nous constatons qu'à la suite de l'opération est survenue, chez tous les malades une amélioration instantanée et complète de l'état général, et certes ce n'est pas un mince avantage. Alors en effet qu'un malheureux est amaigri, épuisé, miné par la fièvre hectique, il importe à un haut degré de pouvoir arrêter le plus tôt possible la résorption septicémique, faire cesser la douleur, désobstruer l'intestin, ranimer les fonctions digestives, arracher enfin le malade à un état qui, prolongé, le conduirait plus ou moins rapidement à une terminaison fatale.

La guérison définitive de tous les accidents a été obtenue d'une façon moins constante ; dans les cas où l'on n'a pas réussi, on a presque toujours noté que l'insuccès était dû à ce que la section avait respecté une petite portion de tissu induré et avait ainsi laissé subsister, sur un espace fort limité sans doute mais suffisant pour occasionner encore de la gêne, un anneau rétréci mesurant à peine quelques millimètres de hauteur.

La malade de la première observation, remontant à 1863, a guéri, et la guérison est restée complète. Les sujets des II, IV, VII, VIII et XIII observations, ont été, eux aussi, définitivement guéris. Le résultat obtenu chez la femme qui fait l'objet de notre observation personnelle ne peut être rangé dans aucune des catégories que nous venons d'établir, car elle n'est opérée que depuis un mois, et d'autre part, son cas est trop compliqué pour que l'on puisse prévoir le résultat final des moyens multiples employés à un traitement qui, sans aucun doute sera de longue durée.

En résumé, sur les 14 malades de nos observations traités par la rectotomie linéaire, 1 est mort des suites de l'opération, 2 ont succombé à la tuberculose malgré son application ; des autres 11, 6 ont été définitivement guéris ; 5 ont été seulement améliorés.

La *rectotomie linéaire*, appliquée à la guérison des rétrécissements fibreux du rectum, peut donc être considérée comme une opération utile et même brillante, puisqu'elle permet d'amener, dans l'espace de quelques heures, de malheureux malades d'un état d'angoisse et de souffrance extrêmes à un état de calme et de bien-être relatif, qui leur rend supportable une position intolérable jusqu'alors. Nous ajouterons qu'à cette amélioration instantanée et considérable peut succéder souvent, dans la majorité des cas, une guérison complète et définitive ; et qu'il nous semble difficile, d'autre part, que les divers procédés employés jusqu'à présent soient capables de nous offrir des avantages aussi précieux.

Seule, l'opération de M. Panas pourrait entrer en parallèle avec le procédé dont nous parlons ; mais, outre que les hémorrhagies primitives et secondaires sont à craindre après l'emploi du bistouri, tandis qu'on les voit rarement après l'emploi de l'écraseur ou du couteau galvanique, ces derniers instruments ont de plus sur le bistouri le grand avantage d'exposer beaucoup moins les plaies aux chances de l'érysipèle. D'un autre côté, la rectotomie externe entraîne à sa suite l'obligation d'avoir recours, pendant un temps plus ou moins long, à l'emploi des corps dilatants, tandis que les rétrécissements fibreux, traités par une rectotomie linéaire *bien faite*, guérissent complétement sans qu'il soit nécessaire d'employer aucun moyen adjuvant.

On pourrait peut-être reprocher à cette dernière opération d'être quelquefois laborieuse et difficile, d'exiger de la force; mais que sont trois quarts d'heure ou une heure d'efforts, auprès des séances innombrables d'une dilatation infructueuse ou d'incisions internes inutiles ou dangereuses. La rectotomie entraîne l'incontinence des matières fécales, il est vrai, mais d'une façon toute temporaire, et, chez les malades qui ont guéri, cette infirmité n'a été que momentanée. Tout au plus si quelques-uns ont continué à perdre leurs matières, dans les cas de selles diarrhéiques. Il est vrai enfin que toutes les fois où le toucher a été pratiqué, même longtemps après l'opération, on a retrouvé les parois rectales encore indurées; mais qu'importe la lésion locale si les fonctions sont régulières, si les accidents ont disparu pour faire place à un état équivalent à une guérison complète.

Observations I. — Retrécissement fibreux du rectum traité par l'incision linéaire des fistules. Guérison. (*Gazette des Hôpitaux,* novembre 1872.)

Une marchande de la halle de 30 ans, robuste et d'une constitution superbe, me fut adressée par un de mes amis, le docteur Gustave Dupont; elle souffrait de l'anus depuis plusieurs années. Moitié par pudeur, moitié par crainte d'une opération qu'on lui avait dit être indispensable, elle n'avait jamais voulu se faire examiner par un chirurgien. Cependant dans les premiers mois de 1863, des phelgmons nombreux et étendus s'étant succédé sans relâche, la position était devenue insupportable. La malade ne pouvait plus s'asseoir, elle était obligée de rester couchée ou debout en proie à des douleurs continuelles. Nous constatâmes la présence d'un nombre considérable de fistules (au moins vingt), sillonnant le périnée des fesses, les plis génitaux-cruraux et la partie inférieure des grandes lèvres. A l'enbompoint encore considérable se joignit une tuméfaction énorme et une dureté ligneuse des parties malades. Je n'avais jamais vu encore pareil cas et ne soupçonnai point tout d'abord le retrécissement, bien que le doigt eût la plus grande peine à pénétrer dans le rectum à la recherche des instruments explorateurs portés dans les fistules. Je ne songeais alors qu'aux classiques callosités.

Les fistules étaient si longues, les décollements si vastes et si profonds, bien que situés en réalité dans le tissu cellulaire sous-cutané, que je ne débridai d'abord que la moitié droite des trajets; un mois après j'opérai ceux du côté gauche, l'amélioration fut grande, mais la guérison ne fut pas complète. On voyait près de l'anus un trajet cheminant en dehors de la paroi rectale à plusieurs centimètres de profondeur ; de plus, les indurations profondes persistaient, et l'introduction du doigt était presque aussi difficile qu'auparavant ; à force de patience, je parvins à conduire un stylet dans le trajet et à le faire sortir dans le rectum à plus de cinq centimètres de l'anus ; en conséquence, dans une troisième séance, je fis passer une chaine dans le conduit et fis la section d'un tissu d'une extrême dureté. Cette fois la cure s'acheva, et, quatre mois après les débuts de la guérison, tout était cicatrisé.

Depuis cette époque les fonctions rectales se sont complètement rétablies.

Observation II. — Retrécissement du rectum d'origine syphilitique traité par l'incision linéaire. Guérison radicale. (*Gazette des Hôpitaux*, novembre 1872.)

En 1864, je pris à l'hôpital du midi le service de mon ami Follin ; j'y trouvais un homme de lettres de 40 ans environ et en paraissant au moins 50, tant sa constitution primitivement des plus belles, était minée par de nombreuses maladies vénériennes et par les nombreuses fistules anales dont il souffrait depuis quatre ans au moins. La description donnée dans l'observation précédente aurait pu s'appliquer ici, avec cette circonstance en plus que le scrotum avait triplé de volume, parcouru qu'il était par plusieurs trajets fistuleux. Follin avait opéré déjà un certain nombre de ces fistules, le malade était soulagé, mais non guéri, et conservait encore au moins une douzaine d'orifices suppurants, l'un d'eux me conduisit, après plusieurs explorations, au-dessus de la masse calleuse qui obstruait le rectum et dans laquelle je reconnus cette fois et d'emblée un rétrécissement de très-longue date. Je parvins après une séance des plus laborieuses à introduire une chaine d'écraseur, après quoi je fis la section et en restai là pour ce jour. Les troubles de la rétention qui avaient persisté malgré les premières opérations cédèrent comme par enchantement. Dans les mois qui suivirent j'opérai en deux séances les fistules qui restaient.

A la fin de 1864 le malade avait repris son embompoint et sa bonne mine, tout était cicatrisé et la défécation se faisait sans la moindre difficulté ; la guérison est restée radicale. J'ai revu bien des fois depuis cet opéré, qui m'a assuré qu'il était débarrassé totalement de toute trace de sa cruelle maladie. Deux ans après j'ai examiné la région, les téguments avaient repris leur souplesse et les cicatrices, bien que fort apparentes ne donnaient aucune idée des énormes débridements que nous avions pratiqués.

Observation III. — Retrécissement du rectum. Fistules nombreuses. Section linéaire. Guérison. Reproduction d'un léger retrécissemeut au-dessus de la plaie. (*Gazette des Hôpitaux*, novembre 1872.)

Chez ce dernier malade j'ai attaqué d'emblée le retrécissement et les fistules. Mais il a fallu néanmoins deux séances opératoires, séparées l'une de l'autre par un intervalle de six semaines. Dans la première, j'ai débridé le rectum tout près de la ligne médiane en arrière, et aussitôt après j'ai débridé tout le groupe des fistules postérieures ; dans la seconde j'ai sectionné une seconde fois le rétrécissement sur la ligne médiane en avant et j'ai débridé le groupe fistuleux en avant, y compris un trajet qui traversait le scrotum de part en part, venant s'ouvrir à l'angle péno-scrotal.

Le fer rouge fut surtout appliqué avec une extrême énergie ; il n'y eut pas le plus petit accident, et malgré l'état de grande faiblesse où il se trouvait, le malade supporta très-bien ces cruelles opérations ; à peine si malgré la double section du rectum, il y eut quelques jours d'incontinence. Nous fûmes plutôt dans la nécessité de combattre avec de grosses bougies et des mèches volumineuses, une tendance marquée à la reproduction du rétrécissement. C'est qu'en effet l'induration périphérique du rectum était d'une telle épaisseur que nous n'avions pas osé faire en dehors d'elle une voie artificielle capable de l'embrasser en entier. Nous nous étions contentés d'arriver au-dessus de l'obstacle par les trajets fistuleux, laissant par conséquent non divisée une zone assez prononcée de tissu fibreux pathologique.

Observation IV. — Rétrécissement fibreux du rectum. Incision des fistules. Récidive au bout de six ans. — (*Gazette des Hôpitaux*, novembre 1872.)

Une femme très-chétive, avec antécédents syphilitiques, se présenta dans le service de M. Verneuil à Lariboisière en 1865, dans le dernier degré du marasme. Elle présentait trois ou quatre fistules autour de l'anus, avec un rétrécissement admettant aisément le bout du doigt, une diarrhée abondante et purulente, une anorexie complète, et chaque soir, un accès de fièvre hectique.

Même opération que dans les cas précédents. Pas d'accidents, mais persistance de la suppuration et l'incontinence.

La malade, examinée de nouveau ces temps derniers, paraissait bien remise, mais présentait encore un rétrécissement fort appréciable qui, depuis une année à peu près, recommençait à la faire souffrir.

Observation V. — Rétrécissement syphilitique du rectum. Incision des fistules. Guérison. Phthisie pulmonaire et mort au bout de quatre ans. (Observation tirée du Mémoire de M. le professeur Verneuil. Société de chirurgie).

Une femme qui avait déjà été traitée en vain pendant plusieurs années par la dilatation à Lourcine pour un rétrécissement très-dur du rectum, se présente à Lariboisière dans le service de M. Verneuil, avec un phlegmon au niveau de la fosse ischiorectale droite. Précisément en face, sur l'autre fesse existe une fistule de date ancienne, qui était survenue à la suite d'un phlegmon déterminé par une séance un peu longue de dilatation. La douleur que lui causaient les mèches l'avaient décidée à quitter Lourcine depuis un an.

Son rétrécissement est peu élevé, peu épais, mais fort étroit, d'une consistance ligneuse et très-douloureuse au toucher. Le stylet introduit dans la fistule ancienne ne peut dépasser la limite supérieure de l'anneau fibreux; mais le décollement produit par le phlegmon récent permettra peut-être d'atteindre ce but. Et en effet, l'abcès ouvert par une incision perpendiculaire à l'anus permet à l'index, introduit dans le foyer, de pénétrer jusqu'au-dessus de l'anneau. L'absence de communication du foyer, en ce point, avec l'intérieur du rectum décide M. Verneuil à pratiquer à ce niveau une ouverture artificielle par laquelle il passe ensuite la chaîne de l'écraseur, et sectionne ainsi le rétrécissement.

Une autre chaîne conduite dans l'ancien trajet fistuleux sert à débrider celui-ci. Le succès fut complet. Au bout de deux mois, la malade sortit guérie; et dix-huit mois après, elle avait encore une santé et un enbompoint très-satisfaisants.

Quand M. Verneuil la revit pour la dernière fois, la quatrième année qui suivit l'opération, le rétrécissement, facilement reconnaissable à une certaine induration de la paroi rectale, admettait sans peine deux doigts réunis, et ne gênait nullement la défécation. La phthisie l'emporta quelque temps après.

Observation VI. — Rétrécissement fibreux du rectum. Fistules. Rectotomie linéaire. Amélioration. Tuberculose. Mort. — (*Gaz. hôpit.*, nov. 1872.)

M. C..., 25 ans, grand, mais chétif, ayant déjà été opéré quelques mois auparavant d'une fistule anale, va consulter M. Verneuil au commencement de 1871. Les trois quarts externes de l'incision sont cicatrisés; il reste, près de l'anus, une petite plaie de quelques millimètres de large et de 1 centimètre de long, qui se continue du côté des bourses, par un décollement de 5 centimètres, suppurant abondamment, et en haut, le long du rectum, jusqu'à 4 centimètres de profondeur. Etat moral déplorable qui fait porter un pronostic très-grave.

Une première séance, faite en mai 1871, n'amène que la section du décollement à l'aide de l'écraseur; car le malade pusillanime et indocile rend la chloroformisation très-laborieuse. Un stylet est introduit dans le trajet vertical de la fistule, pendant que l'index cherche à le rencontrer dans le rectum; mais ce dernier est arrêté à 2 centimètres de l'anus, par un rétrécissement fort résistant, d'une hauteur de 15 millimètres, qui demande une certaine force pour le franchir; puis il cherche en vain, au-dessus de cet obstacle, l'extrémité du stylet : malgré les diverses courbures qu'on lui imprime, l'instrument paraît plutôt s'écarter de l'axe du rectum, à mesure qu'on le pousse plus profondément.

Une seconde séance est faite en novembre de la même année. A cette époque, la plaie superficielle, faite par l'écraseur, était cicatrisée, mais la fissure anale et le rétrécissement avec tous ses symptômes persistaient encore. Cette fois, le stylet fut encore arrêté dans le trajet fistuleux comme auparavant. Il s'en manquait de 15 millimètres qu'on arrivât au-dessus du point rétréci. M. Verneuil se décida alors à faire un trajet artificiel; et, comme le tissu induré était si résistant que, ni la sonde cannelée, ni le poinçon du trocart courbe, ne pouvaient le traverser, il fut obligé de recourir à des ciseaux courbes fermés à extrémité mousse qui, poussés lentement et prudemment, quoique avec force, finirent par traverser le massif fibreux, par faire saillie sous la muqueuse, et par perforer cette dernière sur la pulpe de l'index gauche tenu dans le rectum. Les ciseaux furent remplacés par la chaîne de l'écraseur, et le rectum fut sectionné après des difficultés inouïes et l'emploi d'une force considérable. La séance dura près de trois quarts d'heure.

Suites très-bénignes; compresses fraîches pour pansement, et, à partir du sixième jour, emploi de mèches progressivement volumineuses jusqu'à 3 centimètres de diamètre, qui furent conservées toute la nuit. Une partie du rétrécissement ayant été épargnée, on avait à craindre une récidive.

Cicatrisation lente, à cause de l'état général du malade. Hémoptysie annonçant une poussée tuberculeuse.

Neuf mois après, la santé était satisfaisante. Les fonctions rectales s'exécutaient sans entrave ; mais il restait du rétrécissement une bride très-appréciable au niveau de l'obstacle primitif.

Observation VII. — Rétrécissement syphilitique. Rectotomie. Guérison. (*Gaz. hôpit.*, nov. 1872).

N..., 40 ans, domestique à Paris, grand, robuste, eut en 1867, une écorchure à la verge, avec gonflement inguinal qui dura trois semaines, et, peu de temps après, une gerçure anale. Pas de renseignements sur les accidents secondaires.

Au dire du malade, son rétrécissement rectal date de cette époque. En tout cas, un médecin le constata en 1868, fit alors dans le rectum une opération à l'aide de l'écraseur, et administra l'iodure de potassium. L'amélioration ne fut que passagère.

En 1871, on lui fit, en province, plusieurs incisions internes, suivies de l'emploi de la dilatation et de l'iodure de potassium. Le soulagement fut sensible, mais peu durable.

Le 4 mai 1872, il entra à Lariboisière dans le service de M. Verneuil, offrant l'état suivant : anus sain, pas d'hémorrhoïdes ni de fissures; sphincter contracturé; existence d'une valvule sur la paroi postérieure du rectum seule, en forme de croissant, située entre la cavité anale et l'ampoule rectale; cette valvule épaisse de 1 centimètre, résistante mais non indurée, est recouverte par la muqueuse rectale saine, et fait une saillie de 15 à 20 millimètres dans la cavité de l'intestin. Comme symptômes fonctionnels dominants, il existe une diarrhée persistante, en partie muco-purulente, amaigrissement, perte de forces, dyspepsie, ténesme après chaque miction et découragement profond.

Traitement infructueux pendant deux mois par la dilatation progressive et l'iodure de potassium, car la bride, qui paraît s'effacer et s'assouplir, redevient bientôt ce qu'elle était, avec son cortége de symptômes fâcheux. Le malade demande l'emploi de moyens plus énergiques. Alors M. Verneuil, qui a reconnu que la valvule, s'affaissant à la suite d'une pression de l'index de quelques minutes, pour reparaître quand on enlève le doigt, est due à la contracture limitée des fibres circulaires les plus élevées du sphincter, essaye en vain la belladone et l'extrait de ratanhia. Puis reconnaissant l'impossibilité de la divulsion brusque, la paroi antérieure du rectum étant saine et extensible, prévenu d'ailleurs par l'insuccès des moyens précédemment employés; il se décide à faire une section verticale de la valvule à l'aide de l'écraseur, comprenant toutes les fibres du sphincter.

Cette opération fut pratiquée selon les règles que nous avons indiquées ci-dessus dans le cas où le rétrécissement n'est pas compliqué de fistules. Pas la moindre hémorrhagie. Applications froides sur le périné; aucun corps étranger dans le rectum.

Pas de fièvre, soulagement des plus manifestes, cessation de la diarrhée, facilité d'une défécation non douloureuse; incontinence de quelques jours seulement, rétablissement complet de toutes les fonctions, amélioration rapide de l'état général.

Une cystite, survenue le huitième jour, sans cause connue, céda rapidement aux émollients, aux alcalins et balsamiques.

Le malade sort trois semaines après l'opération; il est très-reconnaissant et se croit guéri. Il ne reste plus de son opération qu'une fissure d'un centimètre de profondeur, et s'étendant jusqu'au milieu de la valvule qui a presque disparu.

Observation VIII. — Syphilome rectal. Rectotomie. Guérison. — (Observation inédite, recueillie par M. Térillon, interne de M. Verneuil.)

X..., âgée de 28 ans, entrée à la Pitié, salle Saint-Augustin, lit n° 17, le 31 mars 1873. — Syphilis antérieure.

Cette femme fait remonter le début de son rétrécissement à une époque assez éloignée, une dizaine d'années environ. Cette affection, qui va toujours en augmentant, a altéré considérablement sa santé; aussi la malade est-elle arrivée à un degré d'anémie extrême.

Des douleurs intolérables empêchent le sommeil; un écoulement purulent sortant continuellement de l'anus; une assez grande difficulté de selles: tels sont les symptômes principaux qu'offre la malade.

L'état local est caractérisé surtout par un rétrécissement existant vers la partie supérieure du sphincter interne et pouvant permettre à peine le passage du petit doigt; il est irrégulier, et lorsqu'on écarte fortement la marge de l'anus, on voit une ulcération s'étendant surtout vers la partie latérale droite.

On a appliqué plusieurs fois et sans succès la dilatation forcée, au traitement de ce rétrécissement; M. Verneuil, lui-même, a fait quelques tentatives qui n'ont pas mieux réussi.

Le 23 avril 1873, on se décida à pratiquer la rectotomie linéaire. Opération simple, à l'écraseur. Cautérisation vigoureuse de toute la plaie au fer rouge.

24 *avril.* Depuis l'opération, la malade ne souffre plus et surtout n'a pas les envies fréquentes d'aller à la selle qui la tourmentaient surtout le matin; elle a uriné facilement et sans douleur et n'a pas eu de selle pendant la nuit; elle n'a eu comme symptôme notable, outre l'élévation de la température, que des sueurs abondantes.

25 *avril.* Il n'y a pas eu selles; la plaie paraît peu enflammée et ne suppure pas; urines faciles; sommeil bon. Sulfate de quinine : 0 gramme 60. Sueurs nocturnes.

26 *avril.* Les règles sont apparues hier soir, en avance de quatre jours; les sueurs ont diminué, la plaie suppure un peu. Pas de douleur; pas de selles.

27 *avril.* La plaie suppure plus que hier; l'état général est parfait.

28 *avril*. Même état ; les sueurs ont presque disparu. Les règles cessent dans la journée.

29 *avril*. La plaie est un peu douloureuse ; pas de selles. Etat général bon.

30 *avril*. Huile de ricin qui fait venir quelques matières molles et soulage la malade.

Pendant les 10 jours qui suivent, tout va aussi bien que possible ; l'appétit et le sommeil sont revenus. Selles régulières.

10 *mai*. On la touche pour la première fois : on constate une coarctation assez complète pour empêcher l'index de passer, siégeant vers l'angle supérieur de la plaie opératoire. Bon aspect de cette plaie ; elle bourgeonne.

12 *mai*. Introduction de grosses mèches enduites de cérat pour dilater la coarctation.

Du 12 au 20 mai, on augmente graduellement le volume des mèches. Le 20 mai, on est obligé de cesser ; il est survenu des douleurs et de la diarrhée, probablement par irritation. Etat général très-satisfaisant.

24 *mai*. La malade sort de l'hôpital pour aller à la campagne. Son état général est très-amélioré. La coarctation permet le passage facile de l'index, et la plaie est en voie de cicatrisation.

Observation IX. — Rétrécissement syphilitique du rectum. Rectotomie linéaire. Erysipèle. Mort. Autopsie. — (Observation inédite, communiquée par M. Bouilly, interne de M. Verneuil.)

Berthon, Pierre, 45 ans, maçon, salle Saint-Louis, nº 25. Entré à la Pitié le 29 décembre 1873.

Berthon est d'une constitution assez vigoureuse ; il paraît avoir plus que son âge, ses cheveux sont gris et clair-semés. Aucune maladie antérieure. Il nie toute espèce d'habitudes alcooliques et assure n'avoir jamais eu la syphilis.

Pour la première fois, au mois de mars 1871, il commença à souffrir en allant à la selle ; il remarqua un peu de sang dans les garde-robes. Trois mois après environ, apparut un écoulement incessant de matières purulentes, jaunâtres, en assez petite quantité, qui n'a jamais cessé jusqu'à ce jour : en même temps survint une certaine gêne dans la défécation, les matières n'étaient plus rendues qu'avec peine ; elles se modifièrent dans leur forme et leur volume. A des périodes de constipation, durant pendant trois ou quatre jours, succédait de temps en temps une petite poussée diarrhéïque, et depuis longtemps déjà ce dernier état a persisté presque constamment, et le plus souvent les matières sont rendues molles et plusieurs fois dans la journée. Dans le courant de 1871, au commencement de l'apparition de ces accidents, B... entra dans un service hospitalier où il fut soumis à un traitement anti-syphilitique (Pilules et sirop de Gibert). Il entra ensuite dans deux autres services à l'hôpital Lariboisière et à l'hôpital Beaujon; les divers traitements auxquels il fut soumis n'amenèrent aucune amélioration, et il se présenta le 29 décembre à l'hôpital de la Pitié. L'examen pratiqué alors permit de constater les résultats suivants : B... est excessivement maigre; son teint est terreux et cachectique, ses forces sont considérablement diminuées; depuis longtemps déjà, il ne peut se livrer à aucune occupation, l'appétit est régulier, les digestions sont bonnes; on ne constate le soir ni fièvre ni aucun phénomène d'hecticité. Le tronc et les membres présentent une grande quantité de taches blanchâtres cicatricielles légèrement gaufrées, dont le malade ne peut nous indiquer l'origine et qui ressemblent très-manifestement aux cicatrices qui succèdent aux éruptions syphilitiques. Dans notre esprit, il ne reste aucun doute sur la nature de ces cicatrices. En outre, les ganglions cervicaux, occipitaux et inguinaux sont engorgés; ils sont petits, durs, très-mobiles, roulant sous le doigt, parfaitement indolents. Ni la verge, ni le prépuce ne présentent en aucun point des traces de cicatrice de chancre. Le malade se plaint actuellement de troubles dans la défécation et d'un suintement continuel par l'anus; il est fréquemment tourmenté par des envies d'aller à la selle et il est obligé de se présenter trois à quatre fois par jour à la garde-robe. Les matières sont presque toujours liquides : elles ne présentent que très-rarement du sang. La défécation s'accompagne souvent de douleurs cuisantes, comme si les matières fécales étaient en contact avec une plaie. En outre, il existe un écoulement continuel d'une matière jaune-verdâtre, muco-purulente, très-abondante, qui souille la chemise et les draps du malade et qui provoque autour de l'anus un léger érythème.

A l'examen de la région anale on constate, à l'extérieur, au côté droit de la marge de l'anus, un bourrelet, d'une longueur d'environ un centimètre et demi, gros comme une petite noisette, ayant un peu l'aspect des marisques; sa coloration est rosée, sa surface est irrégulière, comme mamelonnée, légèrement fendillée en un point où il y a une élévation superficielle; au toucher cette tumeur est mollasse, elle se laisse déprimer, donnant la sensation d'un tissu œdématié, qui n'a nullement la dureté, ni la consistance de l'épithélioma; elle a tous les caractères que M. Verneuil attribue aux productions tertiaires de la syphilis et qu'il appelle *tissu tertiaire*. Cette petite tumeur se continue par sa base avec la muqueuse rectale. A la marge de l'anus on aperçoit un certain nombre de plis hypertrophiés. A l'introduction du doigt dans le rectum on éprouve une assez vive résistance de la part du sphincter qui est dur et comme contracturé et on arrive à environ un centimètre au-dessus, sur un anneau résistant. On le franchit assez facilement, et on en trouve un autre à deux centimètres plus haut, qu'on ne parvient à dépasser qu'en employant une certaine force et en provoquant une vive douleur. Le doigt, introduit aussi loin que possible, ne dépasse pas les limites de la lésion; mais il arrive à une portion plus large, qui n'a pas cependant le calibre normal de l'intestin. Dans toute cette portion rétrécie que l'on peut évaluer à 8 centimètres environ, on sent sur tout le pourtour du rectum des saillies et des inégalités qui donnent au doigt la même sensation de consistance que la tumeur située à l'extérieur et qui affectent surtout la forme de colonnes verticales, faisant relief sur toute la périphérie de la surface interne du rectum.

On trouve en outre au périnée, à droite du raphé, à deux centimètres environ, au-dessous de la racine des bourses, l'orifice d'un trajet fistuleux qui donne issue à une petite quantité de pus analogue à celui qui vient du rectum, ce trajet se dirige manifestement vers l'intestin. Ses parois sont dures, comme calleuses, jamais aucun trouble du côté de la miction.

Le malade est soumis à un traitement anti-syphilitique mixte. — Bordeaux; bains tous les deux jours.

1er *mars*. L'état général s'est beaucoup amélioré, le malade a meilleure mine; il a repris un peu d'embonpoint; son appétit est régulier: mais les lésions locales ne sont pas changées: le suintement anal est peut-être un peu moins abondant; mais les besoins d'aller à la selle sont toujours fréquents; le malade se présente à la garde-robe environ toutes les trois heures et la défécation détermine des douleurs violentes, suivies d'une sensation de lourdeur persistante, au périnée. Le rétrécissement rectal semble même avoir fait des progrès et le doigt le franchit avec plus de peine et en déterminant plus de douleur qu'au moment de l'entrée du malade: Du reste, sauf une coarctation plus considérable, les lésions se présentent avec les mêmes caractères que ceux décrits plus haut.

9 *mars*. *Opération*. Une chaîne d'écraseur est passée à trois centimètres environ au-dessus de l'anus en arrière, sur la ligne médiane et ramenée par l'anus; première section d'environ trois centimètres de tissus; une deuxième chaîne d'écraseur est passée

à trois centimètres au-dessus du premier point et ramenée par l'angle supérieur de la première plaie : Deuxième section d'environ trois centimètres aussi de tissu : De sorte qu'après la deuxième section on se trouve en présence d'une brèche d'environ 6 à 7 centimètres, comprenant la peau, la muqueuse rectale et le tissu sous-jacent. Le doigt introduit dans le rectum y pénètre librement, les obstacles sont levés dans toute la portion sectionnée et au niveau du point où la section s'arrête en haut, le rectum quoique retréci laisse facilement passer le doigt et est assez large pour donner une issue facile aux matières. Les lèvres de la plaie sont vigoureusement cautérisées au fer rouge. L'écoulement est sanguin, insignifiant, et encore, le peu de sang qui s'est écoulé est venu, non des plaies de l'écraseur, mais d'une ponction faite à la peau au bistouri, pour l'introduction du trocart destiné à entraîner la chaîne.

Pansement avec charpie sèche, pas de mèche introduite dans le rectum.

Soir. Etat général très-bon, pas de fièvre, pas de douleur du côté de la plaie.

10 *mars*. Matin. Dans la nuit, malaise, céphalalgie ; ce matin peau chaude, un peu d'abattement, anorexie ; en écartant les lèvres de la plaie, on voit sortir une sérosité roussâtre assez fétide et quelques gaz. M. Verneuil suppose que les matières sont retenues par l'adossement des deux côtés du rectum qui en empêche l'issue, et on introduit dans le rectum, dans l'étendue d'environ 12 centimètres, un gros tube en caoutchouc, du calibre, d'environ le petit doigt, que l'on fixe à demeure au moyen de fils de coton collodionnés. Immédiatement, cette canule donne issue à des matières fécales liquides en grande abondance. Par le tube on fera, tois ou quatre fois par jour des injections alcoolisées dans le rectum.

Soir, 2 heures, temp. 38°2. Ecoulement abondant dans la journée des matières fécales liquides, fétides, molasse. Anorexie, céphalalgie, depuis cette après-midi, maux de cœur et envie de vomir, ventre sans ballonnement ni douleur.

11 *mars*. Matin, temp. 38°3, même état, céphalalgie, maux de cœur, langue humide, rosée, bouteille d'eau de sedlitz.

Soir, temp. 38°2. Selles abondantes dans la journée, l'écoulement se fait librement par le tube en caoutchouc, la plaie est encore recouverte de l'escharre due à la cautérisation.

12 *mars*. Matin, temp. 38°6.

Soir, temp. 39°5.

13 *mars*. Matin, temp. 39°2. Erysipèle autour de la plaie, s'étendant sur les deux fesses (ainsi se montre l'explication de la

fièvre et du malaise des deux jours précédents — pas d'érysipèle dans les salles. — On circonscrit l'érysipèle avec un badigeonnage au collodion — ventre un peu ballonné non douloureux.

Soir, temp. 39°2.

14 *mars*. Matin. L'érysipèle s'est étendu, il a dépassé environ de deux centimètres sur toute la circonférence de la zone d'application du collodion. — Nouvelle application de collodion, à la limite des parties saines et des parties malades, — temp. 39°4, malaise, anorexie, langue humide, rosée. Les lèvres de la plaie sont un peu grisâtres, pultacées, pilules avec tannin 1 gramme, sufate quinine 0,50 en 6 pilules.

Soir, temp. 40.

15 *mars*. Temp. 40°, l'érysipèle a envahi le scrotum et la partie supérieure des cuisses, depuis hier dans l'après-midi, rétention d'urine, le cathétérisme donna issue à un bassin d'urines très-foncées en couleur (vieil acajou).

Soir, 40°2.

16 *mars*. Matin, 39°7.

Soir, 41°.

17 *mars*. Matin, temp. 39°5. L'érysipèle occupe la partie inférieure de l'abdomen, sans abandonner les parties primitivement envahies, diarrhée continuelle, très-abondante, fétide. Etat général mauvais, langue sèche, potion de todd, mêmes pilules.

Soir, 40°.

18 *mars*. Matin. On s'aperçoit qu'il y a gangrène du scrotum dans presque toute son étendue: voix cassée depuis ce matin, respiration haletante, issue fatale prochaine.

Soir, 40°.

19 *mars*. Mort à six heures du matin.

Autopsie. — *Cavité abdominale*. La cavité abdominale contient environ un demi-litre de sérosité louche, purulente, collectée, principalement dans l'excavation du petit bassin. Les anses intestinales ne présentent nulle part trace de péritonite ; le péritoine pariétal, à l'œil nu, ne nous paraît pas avoir été le siége d'aucune inflammation. En enlevant la masse intestinale et suivant le gros intestin à partir de l'S iliaque jusqu'à l'extrémité inférieure du rectum, afin d'avoir toute la pièce sur laquelle siége la lésion, on constate que le tissu cellulaire sous-péritonéal est le siége d'une suppuration diffuse, surtout prononcée dans le petit bassin, à la paroi postérieure du rectum, au niveau de l'angle sacro-vertébral. Cette infiltration purulente remonte à quelques centimètres plus haut en suivant le trajet des vaisseaux iliaques. Il y a là un véritale phlegmon sous-péritonéal s'étendant au tissu cellulaire retro-rectal, phlegmon qui sans doute a été le point de départ de l'épanchement de sérosité purulente dans l'intérieur de sa cavité péritonéale.

L'examen du rectum nous démontre les particularités suivantes : l'incision faite au moyen de l'écraseur remonte à huit centimètres au-dessus de l'anus ; le rétrécissement a été sectionné dans toute sa hauteur en arrière. Dans toute l'étendue du rectum, la muqueuse nous offre des traces d'inflammation chronique ; elle est noirâtre, considérablement épaissie et indurée. Le tissu cellulaire sous-muqueux a augmenté de volume et de consistance ; mais c'est surtout le tissu cellulaire, qui entoure le rectum en arrière et sur les côtés, qui présente cette augmentation de consistance, il a une épaisseur d'environ un doigt, et il est comme lardacé ; en outre il est infiltré de sérosité purulente. En l'incisant en divers sens on tombe sur une poche pleine d'un pus grisâtre, communiquant par un petit trajet avec une ulcération qui siége sur la muqueuse rectale, au-dessus de la limite supérieure de la section. Cette poche purulente et l'ulcération paraissent de date déjà ancienne, et il est probable que nous saisissons là un de ces abcès si fréquents dans les rétrécissements.

Perforation de la paroi rectale effectuée par une ulcération, infiltration de matière fécale dans le tissu cellulaire péri-rectal, abcès qui plus tard peut venir s'ouvrir à l'intérieur, en un point quelconque de la fesse, quelquefois très-éloigné de l'anus, et donnant lieu à des suppurations intarissables. La muqueuse rectale est enflammée chroniquement, non-seulement au point où siégeait le rétrécissement, mais beaucoup plus haut ; elle présente une teinte gris-ardoisé, environ jusqu'au point fictif où le rectum se continue avec l'S iliaque ; là cette teinte cesse brusquement par un rebord festonné, et la muqueuse de l'intestin reprend sa coloration normale.

Le foie est volumineux, présentant l'aspect granité. Les reins sont gros, congestionnés, se déchirant facilement ; la rate est volumineuse et diffluente comme dans les pyrexies graves. Cœur et poumons sains.

La peau des bourses est sphacelée dans toute son étendue. Inversion testiculaire.

Observation X. — Syphilome rectal. Rectotomie. Amélioration temporaire. Recidive.

Dans le courant de 1874, M. Verneuil fut appelé par M. Nepveu auprès d'un homme de 35 ans environ, présentant des accidents graves dûs à un rétrécissement du rectum. Cette affection se rattachait, sans aucun doute, à une syphilis antérieure, que le malade avouait du reste sans hésitation.

On proposa la rectotomie, comme devant faire cesser les accidents : cette opération fut acceptée et fut pratiquée par M. Verneuil quelques jours après.

Depuis, le malade a été revu ; il s'est reproduit un léger degré de rétrécissement, et les accidents ont reparu en partie.

Observation XI. — Syphilome ano-rectal. Obstruction intestinale presque complète, fistule recto-vaginale, rectotomie linéaire; cessation rapide des accidents, plus tard léger degré de récidive. (Observation inédite obligeamment communiquée par M. le professeur Verneuil).

B***, 26 ans, ayant joui d'une bonne santé dans sa jeunesse, n'a pour antécédent morbide qu'un rhumatisme articulaire aigu avec péricardite, qui eut lieu à l'âge de 16 ans, et qui de temps en temps revient, sous forme d'arthalgie passagère.

En 1867, chancre infectant, siégeant à la fourchette et suivi d'une éruption de plaques muqueuses à la vulve et à l'anus.

Dès l'année suivante, une certaine difficulté pour aller à la selle se manifeste. B*** entre à Lourcine, on lui excise quelques végétations anales et on lui administre un traitement spécifique. Les plaques muqueuses disparaissent, mais comme le rectum paraît déjà diminué de calibre, on lui fait une séance de dilatation forcée. La malade rentre chez elle, très-améliorée, et ne suit plus de traitement régulier. Les accidents néanmoins ne reparaissent qu'en 1870 : la région anale se recouvre de saillies végétantes; catarrhe rectal tachant continuellement le linge d'une sanie muco-purulente ; envie fréquente d'aller à la garde-robe. Selles peu abondantes, le plus souvent liquides, rarement moulées et alors de petit volume et rubanées. Ballonnement du ventre, douleurs lombaires, d'abord incommodes, puis insupportables, anorexie, vomissements répétés, amaigrissement, perte des forces.

B*** entre à la pitié le 18 avril 1874, dans un état déplorable.

La région péni-anale toute entière est recouverte de tumeurs plus ou moins arrondies, dont quelques-unes ont le volume de la dernière phalange du pouce, elles sont rouge-pâle, lisses à la surface, indolentes, de consistance ferme; elles obstruent l'orifice anal à la manière d'un gros bourrelet hémorroïdal, ou de marisques énormes; elles paraissent par leur base se continuer dans cet orifice lui-même. Le doigt ne se fraye qu'avec peine une voie à travers elle pour arriver jusqu'au rectum; il n'y pénètre avec difficulté qu'au delà de 3 centimètres, et il reste complétement arrêté : cette exploration est très-douloureuse et amène une légère hémorrhagie.

La cloison recto-vaginale est épaissie et présente une perforation qui donne issue à des gaz et à des matières fécales liquides. Les téguments de la vulve, du périnée et du pourtour de l'anus sont le siége d'un érythème douloureux; en plusieurs points, sur les cuisses, au front, sur les avant-bras, on constate de l'acné syphilitique. Au tibia gauche, une exostose douloureuse de date récente.

Je ne reviens pas sur l'état général, aussi mauvais que possible, et tel que je n'ose d'abord faire aucune tentative chirurgicale : le repos, les bains, les soins de propreté minutieux améliorent un peu l'état local, mais non les douleurs de ventre ni les phénomènes de rétention. J'essaye vainement la dilatation avec des bougies fines; le plus souvent elles ne franchissent pas l'obstacle, et quand elles y séjournent quelques instants déterminent des douleurs violentes au point malade et dans le ventre.

Les choses restèrent ainsi pendant six mois, sans se modifier, mais sans s'aggraver non plus. En novembre, poursuivi par les instances de cette malheureuse, je tentais une opération, avec d'autant plus de répugnance que, n'ayant jamais pu pénétrer profondément dans le rectum. j'ignorais absolument les limites du mal.

Le chloroforme administré, je portai mon doigt dans le rectum, sur le rétrecissement, et le traversai en le déchirant quelque peu. Je constatai alors que le maximum d'étroitesse se trouvait à 4 centimètres environ de l'anus, et qu'au-dessus la cavité intestinale quoique plus large était encore encombrée par les plis hypertrophiés de la muqueuse malade. Je plongeai un trocart courbe au niveau de la pointe du coccys, le dirigeai vers la cavité rectale au-dessus du point rétréci, et non sans peine je pus ramener, par l'anus, une chaîne d'écraseur comprenant dans son plein une épaisseur considérable de tissus malades. La section faite, je pratiquai de nouveau le toucher rectal et reconnus que l'induration de la muqueuse remontait au-dessus du point où je pouvais atteindre.

Les suites furent d'abord d'une extrême bénignité, le soulagement presque immédiat, à cause de la facilité avec laquelle les gaz et les matières liquides trouvaient issue au dehors. Au quatrième jour la température monta, et la malade annonça du malaise ; l'état de la plaie ne nous rendit pas compte de ces symptômes, nous découvrîmes alors du côté du cœur un retour léger de péricardite, la résolution de cette petite complication survint rapidement : à partir de ce moment tout alla à souhait, la plaie se détergea et diminua d'étendue, surtout d'avant en arrière; la fistule recto-vaginale se ferma d'elle-même et la malade se trouva finalement dans un état très-supportable.

Au commencement de 1875 elle pouvait être considérée comme guérie de son rétrécissement, la plaie était presque tout-à-fait cicatrisée, l'écoulement rectal avait cessé, les matières étaient ordinaires, moulées et formant un cylindre d'un certain volume : il y avait seulement incontinence pour les gaz et les matières liquides; les tumeurs de la marge de l'anus avaient diminué de près de moitié, et chose également remarquable, les indurations de la muqueuse rectale au-dessus de la plaie opératoire avaient presque entièrement disparu, D'autre part les forces étaient revenues, ainsi qu'un certain embonpoint : les fonctions digestives le permettant, je prescrivis le sirop de Gibert à petite dose, pour faire disparaître les syphilides et les traces de l'exostose tibiale, la médication fut tolérée.

B..... demanda à rentrer chez elle et promit de continuer son traitement. Elle revint me voir en avril, se plaignant de quelques coliques; je retrouvai les choses en bon état. Je constatai qu'il existe au sommet de la plaie opératoire un léger anneau qui diminue un peu la lumière de l'intestin; il semblait se faire là un léger rétrécissement de 7 à 8 millimètres de hauteur, en d'autres termes un petit bourrelet circulaire. Je conseillai à la malade d'introduire plusieurs fois par jour son doigt ou une mèche pour empêcher la formation d'un obstacle.

En juin, nouvelle exploration et nouvelle constatation d'une très-légère récidive annulaire : la malade n'a rien fait pour la combattre, elle prétend que la dilatation est très-pénible. Je la préviens de ce qui arrivera et je lui annonce le retour des accidents antérieurs.

Aujourd'hui, 16 juillet, B..... se trouve dans l'état suivant : les vomissements n'ont jamais reparu; les digestions bonnes, les règles sont revenues, le visage est normal, l'embonpoint satisfaisant, mais les douleurs lombaires et abdominales reviennent de temps à autre et par paroxysme; les selles sont sanguinolentes; les matières ordinairement solides, mais rubanées et amoindries; de temps en temps un peu de diarrhée; en tout temps un écoulement sanieux assez abondant et qui force la malade à se garnir. Point de douleur à l'anus.

Tout cela s'explique par le rétrécissement annulaire, dont j'ai parlé, et qui n'admet plus que le doigt indicateur; cet obstacle, du reste, est très-peu étendu et facilement accessible, si la malade était plus raisonnable et voulait se soumettre à une petite opération, on en triompherait aisément.

Cet échec relatif ne prouve rien contre la rectotomie linéaire, il indique seulement la difficulté que l'on éprouve à franchir d'emblée les limites du mal, quand l'induration de la muqueuse remonte très-haut. Il est évident qu'en faisant l'opération j'ai malencontreusement respecté un bon centimètre de la paroi rectale et que j'aurais obtenu un succès complet si j'avais fendu le rectum un peu plus haut.

Observation XII. — Syphilome ano-rectal très-douloureux. — Rectotomie linéaire. — Suites très-bénignes. — Amélioration considérable. — Retour des douleurs. — Tuberculisation pulmonaire à marche rapide. — (Observation inédite due à l'obligeance de M. le professeur Verneuil.)

Au mois de novembre 1874 je fus appelé (c'est M. Verneuil qui parle), par M. d'Echérac auprès d'une dame de 27 ans atteinte depuis plusieurs années de difficultés dans l'acte de la défécation, et depuis plusieurs mois de lésions anatomiques de l'orifice anal, le tout avait été méconnu comme de coutume, attribué à des hémorrhoïdes et n'avait jamais été l'objet d'un examen direct.

M. d'Echérac, mandé tout récemment, avait reconnu les désordres locaux, l'existence d'un rétrécissement rectal et désiré prendre mon avis sur la nature du mal et le traitement à suivre. Voici d'abord ce que nous constatâmes : l'orifice anal est entouré de tumeurs séssiles ou pédiculées, d'un volume qui varie entre celui d'un pois et celui d'une noisette, de consistance fibroïde, de couleur rougeâtre, et qui obstrue l'entrée du rectum. Le doigt pénètre difficilement dans l'intestin, dont les parois sont indurées, inextensibles, épaissies dans toute l'étendue de la région sphinctérienne et la moitié au moins de la cavité ampullaire, le point le plus rétréci est à 4 centimètres de l'anus. Le toucher vaginal révèle un épaississement de la cloison recto-vaginale sous forme d'une tumeur remontant presque jusqu'au niveau du cul-de-sac postérieur.

Cet examen paraît si douloureux et provoque des cris si violents qu'il reste incomplet. La région anale est continuellement baignée par un fluide sanieux ; l'exploration fait couler quelques gouttes de sang. L'état général est déplorable. Dans les années précédentes, il y avait eu alternative de constipation et de diarrhée avec coliques passagères et douleurs sourdes dans le petit bassin, mais depuis quelques mois elles sont horribles, le ténesme continuel. Les efforts de défécation donnent issue à quelques selles diarrhéiques dont le contact avec l'orifice anal détermine de vives cuissons. Les vomissements sont très-fréquents ; le ventre est ballonné, sensible à la palpation.

L'alimentation est nulle, l'amaigrissement considérable, la faiblesse extrême. Malgré les dénégations de la malade, le diagnostic n'est pas douteux pour nous. L'idée de cancer étant écartée, nous admettons un syphilome rectal, obstruant l'extrémité inférieure de l'intestin et déterminant des phénomènes d'obstruction ; en conséquence, nous proposons une opération qui est pratiquée le 26 novembre 1874.

Dès que l'anesthésie fut obtenue, je cherchai à compléter le diagnostic anatomique. Je parvins, non sans peine, à franchir le rétrécissement situé, comme je l'ai dit, à 4 centimètres, et qui avait près de 2 centimètres de largeur. Au-dessus, le calibre de l'intestin augmentait, mais aussi loin que pouvait aller le doigt on trouvait la muqueuse altérée, présentant ces gros plis indurés et demi-cylindriques qui caractérisent si bien le syphilome rectal. Avec un doigt dans le rectum et l'autre dans le vagin, je pus fixer à 4 centimètres environ l'épaisseur de la tumeur de la cloison dont j'ai parlé plus haut.

Je pratiquai néanmoins la rectotomie linéaire avec l'écraseur, sur le point ordinaire, et fendis de cette manière au moins cinq centimètres du rectum.

Les suites de l'opération, si j'en excepte des vomissements prolongés le premier jour et une douleur locale assez vive, furent des plus simples ; la fièvre fut très-médiocre et les selles abondantes pendant les premiers jours. Le ventre redevint souple, indolent, les vomissements cessèrent et une alimentation légère devint possible. Trois symptômes incommodes seuls persistèrent : une extrême sensibilité de la plaie qui rendait difficile les soins de propreté et les injections détersives en particulier, un écoulement séro-sanguinolent très-abondant qui a pu faire croire à des petites hemorrhagies veineuses. Ce fluide était sécrété, je crois, par la muqueuse rectale altérée au-dessus de la plaie ; enfin une incontinence presque absolue des matières fécales. Néanmoins nous constatâmes alors par le toucher vaginal une diminution notable de la tumeur de la cloison : d'ailleurs la surface de la plaie se couvrit de beaux bourgeons charnus, l'état général s'améliora de façon qu'on put croire à un succès prochain.

La malade alla passer à la campagne les premiers mois de l'année présente. Malheureusement la guérison ne se confirma pas. Dès le mois de mai apparurent des signes d'une tuberculisation pulmonaire qui ne fit que s'accentuer de jour en jour et qui a amené un état cachectique des plus prononcés. Toux continuelle, sueurs nocturnes, fièvre hectique, etc. Retour des douleurs au niveau de la plaie et dans la fosse iliaque gauche. Vomissements fréquents, diarrhée avec la constipation, etc.

Je tiens ces détails de M. d'Echérac, n'ayant pu voir la malade depuis longtemps.

Je soupçonne qu'il existe dans la partie supérieure du rectum un nouvel obstacle analogue à celui que la rectotomie linéaire a détruit.

En somme il y a là un insuccès, dû sans aucun doute à l'étendue trop considérable des lésions primitives et consécutives de l'intestin et à l'époque trop tardive à laquelle l'art est intervenu.

La rectotomie a été bénigne comme opération palliative, mais impuissante à vaincre un état pathologique trop étendu et trop ancien.

Observation XIII. — Retrécissement du rectum d'origine probablement syphilitique. Rectotomie linéaire. Guérison. (Observation inédite recueillie par M. Forestier, interne de M. Labbé).

D... (Amélie), âgé de 26 ans, éprouva, il y a deux ans et demi environ, des difficultés pour aller à la garde-robe : les matières ressemblaient à des boules très-dures. Il existait en outre des douleurs dans le fondement, tantôt sourdes et tantôt lancinantes ; l'acte de la défécation était lui-même très-douloureux. Il y a dix-huit mois, deux abcès apparurent à la marge de l'anus; la malade entra à l'hôpital Saint-Louis, où on incisa ces deux abcès; à leur suite, survint une fistule qui fut opérée dans ce même hôpital ; à la sortie il s'écoulait encore un peu de pus, par un orifice péri-anal qui avait persisté malgré l'opération.

Quelques temps après, cette femme contracta des chancres mous pour lesquels elle entra de nouveau dans un service hospitalier. Ces chancres étaient multipliés ; il donnèrent lieu à un bubon suppuré dans l'aine droite : on retrouve encore la cicatrice de ce bubon.

Un peu plus tard, nouveaux chancres de l'anus, soignés à l'hôpital Cochin.

Aujourd'hui on remarque des lymphites suppurées dans le pli de l'aine gauche; autour de l'anus on trouve des hémorroïdes flasques, un trajet fistuleux conduisant dans le rectum jusqu'à une hauteur de huit centimètres environ et deux autres orifices en partie comblée par des bourgeons charnus, conduisant sur les parois externes du rectum.

Par le toucher rectal on constate, à deux centimètres au-dessus de l'anus, un rétrécissement qui admet néanmoins l'indicateur, plus haut dans la paroi antérieure du rectum, siége une demi-lune simulant une valvule épaisse et indurée.

Nous avons interrogé la malade avec soin, il ne nous a pas été possible de découvrir de trace de syphilis. Les ganglions de l'aine sont pris. Mais les accidents vénériens nombreux qui ont existé suffisent amplement à expliquer la présence de ces ganglions.

13 *mars*. Date de l'opération, on a administré la veille, un purgatif, et le matin même, un grand lavement.

La malade étant endormie, on pratique la rectotomie linéaire à l'aide du galvano-cautère ; pour cela on enfonce un trocart courbe au-dessous de la pointe du coccys : on retire le trocart, on introduit par la canule le fil du galvano-cautère, on retire ensuite la canule, on fait passer le courant et on sectionne ainsi toute la partie postérieure du rectum. On sectionne de même les fistules péri-anales, puis on cautérise vigoureusement au fer rouge toutes les fongosités qui recouvrent les tissus voisins.

Après l'opération il s'est produit des vomissements qui ont duré jusqu'au lendemain ; les efforts occasionnés par les vomissements ont amené 2 ou 3 gardes-robes involontaires.

On prescrit de l'opium, 0,01 toutes les heures, sous forme de pilules.

14 *mars*, matin, tempér. axil. 38°4, la malade a souffert.

Soir. Temp. ax. 38°6. Les douleurs sont calmées.

15 *mars*. Temp. axil. 37°6. La malade a dormi et ne se plaint pas; au reste c'est à peine si tout autour de la section on trouve un peu de rougeur, les tissus sont souples.

Soir, 37°4.

16 *mars*. Nuit excellente, ce matin quelques douleurs.

20 *mars*. Il s'écoule du sang par l'anus, on remarque un caillot sur la plaie, la malade se plaint.

22 *mars*. Le sang a continué à couler et ce soir l'écoulement est assez abondant pour qu'on soit obligé de tamponner le rectum.

23 *mars*. Le tamponnement, bien que très-douloureux, a été supporté assez longtemps pour arrêter l'hémorrhagie; la malade souffre.

24 *mars*. Ce matin elle a été prise d'un frisson violent avec claquements de dents, il a duré 3 ou 4 heures, il a été accompagné de nausées et de vomissements. Temp. axil. 40°2. Pas de rougeur autour de la plaie, seul un ganglion de l'aine droite est douloureux à la pression.

On prescrit immédiatement 1 gr. sulfate de quiquine et 2 gr. d'ipéca, pour le lendemain.

25 *mars*. Temp. axil. 38°5. Pas d'érysipèle, la malade se trouve mieux depuis qu'elle a vomi, on continue le sulfate de quinine et on y ajoute une potion de todd.

Soir, 37°, ça va bien.

26 *mars*. Pas de fièvre, on continue les mêmes prescriptions.

28 *mars*. Tout va très-bien, léger purgatif.

2 *avril*. La malade va bien, on cautérise la plaie, qui a bon aspect, avec le nitrate d'argent; le soir, léger frisson, sulfate de quinine.

6 *avril*. Le frisson n'a pas eu de suite, la plaie a très-bon aspect, on cautérise de loin en loin, avec le nitrate d'argent.

14 *avril*. La plaie se cicatrise très-régulièrement, le doigt introduit dans le rectum permet de constater qu'il n'existe ni bride ni rétrécissement : on introduit une très-grosse mèche jusqu'au dessus des parties malades.

L'état général est excellent.

19 *avril*. Dans l'après-midi la malade a eu un violent frisson qui a duré jusqu'au soir. Ce matin la température est élevée, le pouls fréquent, la langue sale, la malade accuse des coliques violentes, mais la plaie a toujours bon aspect, pas de rougeur tout autour.

On prescrit de l'huile de ricin, du sulfate de quinine.

20 *avril*. Mieux; plus de fièvre; on supprime le sulfate de quinine et on recommence à introduire de grosses mèches dans le rectum.

4 *mai*. État général excellent, on s'assure à plusieurs reprise, par le toucher, que le diamètre du rectum est suffisamment élargi; il s'écoule très-peu de pus, les garde-robes seules sont douloureuses.

15 *mai*. La malade dit que depuis quelques jours elle rend des mucosités par le rectum, mêlées à du pus; elle en perd une

grande quantité et se dit affaiblie. On introduit toujours une grosse mèche.

26 *mai*. La malade souffre toujours en allant à la garde-robe, elle dit rendre des caillots de sang, elle mange, mais elle est toujours un peu pâle et affaiblie.

2 *juin*. Cautérisation des bourgeons charnus au nitrate d'argent.

9 *juin*. Même traitement, l'introduction de la grosse mèche est rendue difficile par la présence d'un point rétréci.

14 *juin*. Le doigt introduit dans le rectum constate que son axe est tortueux; qu'il existe toujours un certain degré de rétrécissement, que la muqueuse est épaissie en un point en arrière. On introduit toujours une grosse mèche et on cautérise. Fin de l'écoulement du pus.

20 *juin*. On supprime les mèches et on introduit tous les jours, pendant une demi-heure, des canules dilatatrices. Sur le côté droit de la marge de l'anus, existe une petite tumeur, donnant la sensation de fluctuation; la peau est lisse et amincie à son niveau; et la tumeur est acuminée : à l'incision, il ne s'écoule pas de pus, mais on met à nu un tissu fongueux.

Deux jours après les lèvres de la plaie sont réunies par première intention.

Aujourd'hui 27 juillet la malade est encore en traitement. Elle va bien.

Observation XIV. — Rétrécissement fibreux du rectum. — Rectotomie. — Amélioration. — Dilatation lente. — ? — (Observation personnelle).

Barbe B***, âgée de 39 ans, couturière, réglée à 17 ans, dans a s uite, menstrues irrégulières.

Il y a 16 ans, à la suite d'une fausse couche, cette femme eut une affection péri-utérine; elle fut malade pendant sept mois; au bout de ce temps, à ce qu'elle dit, elle rendit une grande quantité de pus par le rectum, et fut guérie quelques temps après. Depuis, rien, sauf plusieurs attaques de rhumatisme.

Notre interrogatoire ne nous a pas révélé le moindre antécédant syphilitique : les ganglions cervicaux ne sont pas pris, ceux de l'aine sont engorgés, mais ils sont mous et douloureux; du reste on ne découvre nulle part ni exostose ni cicatrice.

Les membres inférieurs sont endoloris; muscles, os, peau, tout est douloureux à la pression, mais rien qui ressemble aux douleurs ostéocopes. Coccyodynie déjà ancienne.

B*** a été constipée toute sa vie; et même avant les débuts

des accidents qu'elle présente aujourd'hui, elle n'allait à la selle que tous les huit ou dix jours.

Il y a deux ans, elle s'aperçut qu'elle perdait constamment par l'anus une petite quantité de sanie purulente : bientôt les selles furent douloureuses et renfermèrent un peu de sang; cependant les matières étaient encore dures et moulées, et la malade ne remarqua aucune altération dans leur forme. Comme cela arrive toujours en pareil cas, elle se crut atteinte d'hémorroïdes et ne fit rien contre son affection; dans les derniers temps elle aurait pourtant pris une tisane dépurative, et quelques dragées ferrugineuses.

Le 29 juin 1875 elle se présenta à la Pitié, elle fut reçue dans le service de M. Verneuil, salle Saint-Augustin, lit n° 24.

Aujourd'hui cette femme se présente dans les conditions suivantes : elle est pâle et amaigrie, elle perd une quantité très-considérable d'une sanie jaunâtre, et de temps à autre un peu de sang. La constipation est opiniâtre, les selles presque impossibles; il existe des douleurs lancinantes dans le fondement, s'irradiant dans les fesses, dans les cuisses, surtout dans celle du côté gauche. Les jambes sont douloureuses au toucher ainsi que nous l'avons dit plus haut.

Les fonctions digestives se font encore dans une certaine mesure.

L'état anatomique est le suivant : tout le pourtour de l'anus, le périnée, la vulve, ont une teinte violacée; on rencontre çà et là de petits bourgeons de même couleur, recouvrant les orifices de fistules développées tout autour de l'extrémité rectale. L'introduction d'un stylet dans ces trajets n'apprend pas grand chose, si ce n'est qu'ils remontent fort haut. Si l'on pratique le toucher rectal, on trouve la portion sphinctérienne assez libre, un peu plus haut on sent sous le doigt la saillie de colonnes résistantes dures, plus haut encore, l'ampoule rectale a perdu de sa capacité, cependant elle est plus large que la partie inférieure de l'intestin; le mal s'élève encore au-dessus de ces limites, et le doigt est impuissant à circonscrire l'induration.

Pourtant, désirant se rendre compte de l'étendue réelle du mal, M. Verneuil se décida le 13 juillet à pratiquer une exploration à l'aide d'olives œsophagiennes : une première olive pénétra à 10 centimètres, une autre plus petite à 12 ou 13 centimètres, il en conclut que le mal était très-étendu, et il spécifia même qu'il était probable qu'il existait deux rétrécissements, l'un antérieur, placé à quelques centimètres de l'anus, l'autre très-élevé siégeant à 12 ou 13 centimètres au moins.

L'absence d'hémorrhagies graves, de douleurs internes, font penser à M. Verneuil que ces indurations de la muqueuse sont de nature fibreuse; quant aux fistules, il est porté à croire qu'elles dépendent directement du rétrécissement.

Pensant qu'il importe d'agir pour empêcher la malade de succomber au dépérissement; mais jugeant le tissu affecté trop étendu pour qu'il puisse l'inciser sur toute la longueur, ce chirurgien se décide à prendre en arrière le rectum afin de pouvoir plus facilement essayer ensuite de dilater le rétrécissement supérieur.

Le 16 juillet 1875, la malade étant anesthésiée par le chloroformée, on pratique la rectotomie à l'aide du galvano-cautère; pour cela, on fend sur la ligne médiane en arrière et les parties molles et le rectum, depuis le niveau de la pointe du coccys jusqu'au sphincter anal, inclusivement: à l'aide d'une érigue on abaisse même un peu la paroi postérieure du rectum et on l'incise dans l'étendue d'un centimètre au-dessus de la section externe. Il ne s'est pas écoulé, pendant l'opération, une seule goutte de sang.

Le soir même, température axil. 40°, nausées toute la nuit, pas de sommeil, évacuations assez abondantes.

Le 17, matin, température axil. 39°6. Etat d'angoisse extrême, douleurs horribles dans les reins, les fesses, les cuisses et les jambes; tous les points des membres inférieurs sont également douloureux à la pression, et lorsqu'on appuie avec quelque force, on détermine une douleur vive et profonde. Pas de vomissements, pas de ballonnement du ventre, évacuations alvines.

On entoure d'ouate les membres inférieurs et une partie du tronc; sulfate de quinine, 0,50.

Soir, 38°6.

Le 18, matin, température axil. 38°. La malade a pris du bouillon, elle l'a vomi; rien du côté du ventre.

Soir, température axil. 37°8.

Le 19, matin, température axil., 38°2. La malade a mangé et n'a pas vomi.

Le 20, température axil. 37°6.

Soir, 38°. Douleur de la plaie.

Le 21, matin, 37°6. Douleur de la plaie, légère hémorrhagie en nappe facilement arrêtée par un tampon trempé dans une solution de perchlorure de fer.

Soir, 38°2.

Le 22, température axil 37°6. Garde-robe volontaire, matières moulées.

Soir, 38°6. Nouvelle hémorrhagie tout aussi peu considérable que la première et tout aussi facile à arrêter.

La malade va bien.

Le 26, plus de fièvre, plaie rose et du plus bel aspect, légèrement douloureuse encore.

Le 27, pas de fièvre, douleurs assez fortes dans les cuisses les aines, les fesses et les reins.

Le 28, matin, température axil. 37°8.

Soir, 39°6. Douleurs violentes dans les jambes, les cuisses, les fesses, le ventre et les reins; plaie excessivement douloureuse, surtout au toucher; rien du côté gauche.

Le 29, matin, température, 37°6. Mieux.

Soir, 38°6.

Le 30, matin, 37°7. La malade est bien, elle a des selles régulières tous les jours. La coccyodynie existe encore.

Le 31 juillet et les jours suivants la malade a des selles diarrhéiques, elle ne souffre pas autrement.

Le 5 août, fièvre peu considérable, douleurs articulaires, les coudes-pieds, les épaules sont gonflées : à l'auscultation, rien d'anormal ni au cœur ni au poumon. Rhumatisme subaigu.

Le 6 août, même état.

Le 7 août, même état, rien du côté des organes thoraciques.

§ II. — Des rétrécissements cancéreux.

La pathogénie des productions malignes de la partie terminale du rectum est aussi obscure que celle des produits cancéreux des autres parties du corps.

Lorsque ces tumeurs sont bien limitées et qu'elles peuvent être largement extirpées, sans léser les organes voisins, il est de règle de les enlever, mais lorsqu'elles forment un anneau, ou mieux une virole étendue à toute la circonférence du rectum, il serait téméraire et presque sûrement fatal, de tenter une opération radicale. Cependant, le rétrécissemen peut être assez étroit pour qu'il en résulte tous les accidents de l'obstruction intestinale.

C'est dans ces conditions que les anciens avaient recours à l'emploi de curettes ou instruments analogues ; ils se proposaient d'évider le rectum du centre à la périphérie en enlevant par le raclage quelques-unes des végétations, de manière à frayer un passage aux gaz et aux matières fécales. Ce mode restant inefficace, ils pratiquaient l'opération de l'anus artificiel. Cette dernière est assurément très-précieuse dans les cas de cancers trop étendus en hauteur pour être susceptibles d'un autre traitement. Elle donne quelquefois des résultats satisfaisants ; c'est ainsi qu'elle permit à M. Verneuil (Mémoire loc. cit.) de prolonger de près de deux ans la vie d'un malheureux malade. Mais c'est là encore une opération grave, puisqu'on est obligé d'ouvrir le péritoine. Aussi, dès 1868, M. Verneuil songea à traiter par la rectotomie linéaire les rétrécissements cancéreux annulaires et limités à l'extrémité inférieure du rectum. Constamment, depuis cette époque, les résultats obtenus ont été satisfaisants et aussi instantanés que dans les cas de rétrécissements fibreux. Après cette opération, on a vu la douleur se calmer, les phénomènes de septicémie lente disparaître, le ténesme et le ballonnement du ventre cesser, à tel point que quelques malades, reprenant leur courage avec leurs forces, se sont pris à espérer une guérison complète, espoir bien vain, sans doute, mais précieux néanmoins, puisqu'il donne quelques heures moins amères à des malheureux condamnés sans retour.

A priori, on pourrait faire à cette tentative deux objections : d'abord celle de mettre en danger la vie des malades, puis celle d'accélérer la marche de ces affections, auxquelles on recommande tant de ne pas toucher, quand on ne veut pas les enlever largement. La première n'est pas sans quelque portée, car dans nos observations (voir l'Obs. XVII) nous trouvons un cas de mort produite par une péritonite survenue chez une femme opérée d'un rétrécissement cancéreux du rectum ; il n'y a pas eu d'accident dans les cinq autres cas, mais il est évident que le chirurgien doit savoir néanmoins qu'il peut abréger les jours de son malade en voulant les rendre plus supportables. Nous croyons qu'il faut absolument écarter la seconde objection : chez les malades, en effet, qui ont été observés assez longtemps, il ne paraît pas qu'on ait constaté que l'opération accélérât en rien la marche de l'affection locale.

Observation XV. — Rétrécissement malin du rectum. — Rectotomie. — Amélioration. (*Gazette des hôpitaux*, 19 novembre 1872.)

Une jeune fille de 16 ans me fut adressée de Villers-Cotterets pour une grave affection du rectum. C'était une induration fibreuse qui occupait toute la région anale, remontait jusqu'à une hauteur de 5 centimètres et obstruait complétement la lumière de l'intestin. La douleur était violente, il existait des phénomènes de rétention.

L'extirpation ne semblant pas possible, je songeai à créer un anus artificiel, mais je pratiquai d'abord, à titre d'essai, la section longitudinale de la tumeur et des téguments de la marge de l'anus.

Le soulagement fut immédiat ; en quelques jours la malade avait repris de l'appétit, du sommeil et des forces. Je crus pouvoir tenter l'extirpation, mais la malade succomba.

Observation XVI. — Rétrécissement cancéreux du rectum. — Rectotomie. — Amélioration (*Gazette des hôpitaux*, 19 novembre 1872.)

J'ai fait une observation analogue sur un homme de 33 ans employé au chemin de fer du Nord, qui vint me consulter pour un cancer du rectum dès les premiers mois de cette année (1872). La production pathologique s'étendait très-haut dans le rectum, au delà de la portée du doigt; toute la paroi était inégale, dure ici, fongueuse là.

Aucune opération radicale n'était praticable; la région anale n'était pas le point le plus étroit, le doigt y pénétrait plus profondément que dans un anneau dur et irrégulier situé à 5 centimètres de profondeur, mais le sphincter était continuellement en contracture; aussi le toucher provoquait des douleurs assez vives à l'entrée même de l'intestin.

Nous essayâmes la dilatation avec des mèches, mais il fallut y renoncer : un phlegmon survint, puis une fistule sur un des côtés de l'anus; fistule qui, malgré ses dimensions restreintes, donna bientôt passage à la totalité des fèces. Le ténesme était continuel, et à chaque instant le malade rendait une petite quantité de mucus, de matières diarrhéiques et de sang; de temps à autre l'hémorrhagie était assez abondante.

L'insomnie, l'inquiétude, la perte de l'appétit, les douleurs incessantes que les narcotiques ne parvenaient pas à calmer, tout conduisait ce malheureux à une terminaison fatale. C'est alors que je tentai de le soulager par la section du rectum.

Je la fis, en arrière, sur la ligne médiane, sans me préoccuper de la fistule latérale.

Je ne divisai que la région anale, c'est-à-dire 3 centimètres du rectum, non-seulement je ne cherchai pas à remonter au delà des limites du mal, mais je respectai même le point dont j'ai parlé plus haut, et qu'on trouvait à 5 centimètres de l'anus. Il n'y eut pendant l'opération aucune perte de sang, et après l'opération aucun accident.

L'amélioration fut telle que toute médication fut suspendue et que l'on put croire un instant à une guérison prochaine.

L'action traumatique n'accéléra pas le développement du cancer, mais ne l'améliora pas davantage.

Aujourd'hui le malade va bien et il espère tellement guérir qu'il m'a demandé à aller passer quelques semaines dans son pays pour reprendre des forces et favoriser le resserrement du sphincter, que je lui promets toujours, et qui devra achever sa cure.

Le résultat palliatif a donc été complètement atteint.

Observation XVII. — Rétrécissement cancéreux du rectum. — Rectotomie. — Péritonite. — Mort. (*Gazette des hôpitaux*, 19 novembre 1872.)

Une femme d'une cinquantaine d'années entra, dans le courant de l'année 1872, à l'hôpital Lariboisière, pour un cancer annulaire du rectum. La lésion commençait au-dessus de la marge de l'anus, qui était saine; de là elle remontait jusqu'à 4 centimètres environ dans la cavité rectale, obstruée dans tout son pourtour. Le doigt dépassait assez facilement les limites de la tumeur, mais le toucher vaginal combiné au toucher rectal me persuada que l'opération cotoierait de trop près le cul-de-sac péritonéal, je renonçai à toute idée d'extirpation.

Mais comme les envies d'aller à la selle se répétaient, que le ventre se ballonnait et qu'enfin tout annonçait l'apparition prochaine des phénomènes de rétention, je crus devoir pratiquer la rectotomie.

Les conditions générales n'étaient pas bonnes. La malade était oppressée et tourmentée par un catarrhe chronique; de plus elle était frappée de terreur et pleurait continuellement sur son sort; l'appétit était presque nul et les digestions pénibles. Je fis la section sur la ligne médiane. Aucun accident primitif.

Au deuxième jour, le ventre se ballonna et devint sensible. Au troisième les phénomènes s'accrurent, la face s'altéra; de plus la respiration s'embarrassa comme dans les congestions étendues du poumon.

Une péritonite survint; les parents de la malade vinrent la chercher. J'ai appris qu'elle avait succombé chez elle le cinquième jour.

Observation XVIII. — Rétrécissement cancéreux du rectum. — Rectotomie. — Amélioration. (Publiée par M. Petit, *Gaz. hebdom.*, 27 mars 1874).

Homme de quarante-cinq ans que nous avons vu l'an dernier chez M. Verneuil (salle Saint-Louis, n° 62). Ce malheureux, atteint d'un retrécissement cancéreux très-étroit et remontant très-haut, passait tout son temps à extraire quelques gaz et matières liquides de son rectum, à grand renfort de lavements. La rectotomie pratiquée aussi haut que possible permit d'explorer l'intestin, mais le doigt était encore arrêté par le rétrécissement.

M. Verneuil s'attendait à un échec et regrettait presque de n'avoir pas pratiqué la colotomie. Cependant l'opération fut suivie d'une amélioration considérable qui dura plusieurs mois; les douleurs cessèrent, les selles devinrent relativement faciles, le malade put même se lever et marcher. Dans les derniers temps de sa vie les accidents reparurent, par suite des progrès du néoplasme au-dessus du débridement, et la mort survint quelques semaines plus tard.

Observation XIX. — Retrécissement cancéreux du rectum. — Rectotomie. — Amélioration. (*Gaz. hebdom.*, 17 mars 1874).

Une femme d'une quarantaine d'années était affectée d'un épithélioma du rectum occupant la moitié droite de cet organe et remontant trop haut pour justifier une opération radicale. A l'extérieur bourgeons charnus ulcérés et volumineux, amaigrissement, perte de forces, douleurs continuelles; quoique modérées le plus souvent, constipation ou au moins difficultés pour aller à la selle. La veille de l'opération, coliques causées par la rétention, opération le 23 avril 1873 à six heures du soir, à Argenteuil.

La malade étant couchée sur le côté droit, M. Verneuil fit la section à l'écraseur, en ayant soin de la faire porter un peu à gauche, pour laisser la tumeur intacte en deçà de l'incision.

Les suites furent très simples.

La malade a vécu encore un an, sans souffrance : elle est sur le point de succomber au progrès de l'affection dont elle est atteinte.

Observation XX. — Rétrécissement cancéreux du rectum. — Amélioration. (Observation inédite communiquée par M. Bouilly interne de M. Verneuil).

Lev.... Jean, cantonnier, âgé de 51 ans, entré à la Pitié, salle Saint-Louis, n° 26, le 9 février 1874.

Cet homme était d'une bonne santé habituelle et assez vigoureusement construit. Tout son bilan pathologique se réduit à une pneumonie du côté droit et à la variole qu'il contracta au régiment à l'âge de 25 ans; jamais de syphilis, jamais d'excès alcooliques, vie régulière à la campagne.

Au commencement de 1870, après avoir éprouvé quelques

démangeaisons à l'anus, il commença à perdre d sang par le rectum, presque toutes les fois qu'il allait à la selle. Ces hémorrhagies, assez peu abondantes, composées d'un sang rouge, vermeil, se produisaient sans douleur. Elle se prolongèrent pendant toute la durée de 1870, 1871 et le courant de 1872. Néanmoins la santé générale restait bonne, l'appétit était régulier, les forces conservées et le malade vaquait à ses occupations, comme d'habitude. Mais, dès le début de 1873, il commença à éprouver du côté du rectum des douleurs assez vives d'abord pendant la défécation seulement, puis spontanément ; les selles étaient régulières et ne contenaient plus que rarement du sang, la santé générale s'altéra, la santé se perdit, un certain degré d'amaigrissement apparut; déjà au mois de mars le malade avait eu un ictère pour lequel il avait été envoyé à Vichy, où il avait passé 20 jours : l'usage des bains le soulagea momentanément. Au mois d'août de la même année une petite grosseur fit saillie à la marge de l'anus ; à partir de ce moment, les douleurs augmentèrent, les selles devinrent diarrhéiques et involontaires, et dès lors l'état général s'altéra de plus en plus et le malade vint réclamer des soins à Paris au mois de janvier 1874.

Etat actuel. Il présente actuellement un état cachectique; la teinte est jaune terreux, l'amaigrissement est notable, les forces sont complétement perdues, l'appétit est presque nul, les digestions pénibles. Mais ce qui rend surtout intolérable la position du malade, ce sont des envies incesantes d'aller à la selle ; envies qui se reproduisent à chaque instant et qui le forcent à se présenter plusieurs fois par heure à la garde-robe. En outre, les matières ne peuvent être retenues et le malade est obligé de se garnir pour ne pas être contaminé par les fèces qui sont entièrement liquides et mêlées d'une sanie muco-purulente. Le ventre est souvent ballonné et il est peu douloureux : il n'y a qu'une douleur assez limitée, surtout sensible par la pression, au niveau des fausses côtes droites, dans la région du foie. Sur les bords de la marge de l'anus, à la partie antérieure, on constate la présence d'une petite tumeur du volume d'une petite noisette, mamelonnée, fendillée, dure au toucher, immobile, ayant tous les caractères de l'épithélioma. L'ouverture anale est entrebâillée, la muqueuse est rouge et facilement saignante ; l'introduction du doigt dans le rectum provoque, dès le sphincter, des douleurs excessivement vives ; et immédiatement on trouve une masse dure, faisant saillie dans la cavité rectale et en rétrécissant tellement le calibre, qu'on ne peut guère enfoncer plus que les deux premières phalanges. La masse occupe toute la *périphérie de l'intestin* et elle semble se composer de noyaux irréguliers, immobiles, faisant corps avec les tissus sous-jacents.

Cette exploration détermine un écoulement sanguin peu abondant.

16 *janvier*, opération, (*premier temps*). Au moyen du galvano-cautère, M. Verneuil dessine un lambeau triangulaire à bord supérieur, commençant à un centimètre environ au-dessus de la pointe du coccys et se terminant par un sommet arrondi, un peu au-dessous de la partie postérieure de l'anus. Ce lambeau est disséqué dans toute son étendue à l'aide du couteau galvanique et comprend, dans son épaisseur, toutes les parties molles jusqu'au rectum. Ce lambeau, une fois disséqué, est fortement tiré en haut à l'aide d'une pince érigue, et forme un volet adhérent par sa base supérieure. On peut alors apercevoir profondément la partie supérieure du rectum devenue accessible à la vue et au toucher.

(*Deuxième temps*). Une première chaîne d'écraseur est passée dans le rectum et ramenée par l'anus; une deuxième chaîne est passée de la même façon, de manière à circonscrire entre les deux chaînes un lambeau de rectum, triangulaire à sommet supérieur, à base inférieure, représentée par la portion de sphincter comprise entre les deux chaînes d'écraseur. De cette manière, on ouvre largement le rectum à la partie postérieure, le lambeau enlevé mesure en effet 5 centimètres de hauteur et 3 centimètres de base. On introduit alors facilement le doigt dans la cavité de l'intestin, et l'on constate que la lésion occupe une étendue considérable, soit en avant, soit en arrière, et qu'on ne peut, nulle part, arriver jusqu'à ses limites.

Toutes les plaies sont très-largement et très-vigoureusement cautérisées au fer rouge, l'écoulement de sang a été insignifiant; l'application du galvano-cautère sur les points saignants a partout suffi à déterminer l'hémostase; pansement avec charpie alcoolisée.

Soir. Pas de douleur, état général bon, le malade se trouve bien.

17 *janvier*. Nuit très-bonne, le malade n'a pas été tourmenté par ces envies continuelles d'aller à la selle, qui étaient si pénibles et qui empêchaient tout sommeil, ni par les douleurs horribles qui suivaient chaque défécation ou chaque tentative de défécation. Les matières se sont écoulées librement dans le pansement sans que le malade en ait eu conscience et sans qu'il ait ressenti une douleur.

18 *janvier*. Les matières qui étaient toujours claires, entière-

ment liquides, noirâtres, mêlées de muco-pus, ont pris ce matin une certaine consistance et ont l'aspect ordinaire des matières fécales normales. Une partie s'est écoulée dans le pansement, une autre partie tient encore dans le rectum. Pas de douleur, le malade se trouve énormément soulagé et affirme qu'il y a longtemps qu'il ne s'est trouvé aussi bien ; il dort tranquillement et son appétit commence à revenir, la plaie est pansée avec un peu de charpie trempée dans de l'eau alcoolisée et phéniquée : le tout maintenu en place par un bandage en T.

20 *janvier*. Depuis son opération, le malade se trouve entièrement soulagé ; plus de ténesme rectal, plus de douleurs à l'anus, sommeil tranquille, appétit bien meilleur.

Les matières fécales prennent maintenant une consistance tout à fait normale ; une partie s'écoule dans le pansement, mais pas involontairement à proprement parler, le malade a bien conscience qu'il fait effort pour les chasser, et elles sont surtout expulsées au moment de l'émission des gaz. En outre, chaque matin, il sent une envie régulière d'aller à la selle et à ce moment il fait effort. Du reste, on trouve aussi des matières dans le rectum qui en retient une certaine partie, de sorte qu'il n'y a pas d'incontinence complète.

Les escharres sont tombées et la plaie est couverte de bourgeons charnus de très-bon aspect. On aperçoit sur la partie antérieure du rectum des masses épithéliales dures, nombreuses, très-facilement accessibles au doigt et à l'œil ; mais, grâce à la brèche faite dans l'intestin, le calibre est parfaitement libre au-dessous de la section, et le doigt y est introduit profondément avec la plus grande facilité.

Cet état persiste, et au bout de quelques semaines, le malade considérablement amélioré, repart pour son pays, plein de l'espoir, dont on n'a garde de le détromper, d'arriver à une guérison complète et prochaine.

CONCLUSIONS.

Les chiffres de notre statistique ne sont pas tellement élevés qu'on puisse regarder comme définitifs les résultats qu'ils indiquent. — Cependant nous croyons qu'il nous est permis, dès aujourd'hui, sans qu'on puisse nous taxer de témérité, de tirer de l'ensemble des faits que nous venons de développer, les conclusions pratiques suivantes :

1° L'incision de la paroi postérieure du rectum, faite à l'aide de l'écraseur linéaire ou du galvanocautère, est une opération moins grave que la rectotomie externe faite à l'aide d'un instrument tranchant ;

2° La rectotomie linéaire a l'avantage de rétablir, tout d'un coup, le libre passage des matières fécales, et de faire cesser instantanément les accidents dus à leur rétention.

3° La rectotomie linéaire est suivie de guérison durable dans la majorité des cas, tandis que les autres opérations ne donnent que rarement ce résultat. Dans les cas de récidive, les bons effets de la rectotomie persistent plus longtemps.

4° La rectotomie fait cesser les accidents produits par les tumeurs cancéreuses étendues de l'extrémité du rectum. Elle rend la vie plus supportable aux malades sans précipiter en rien la marche de leur affection.

Paris. — A. Parent, imprimeur de la Faculté de Médecine.

www.ingramcontent.com/pod-product-compliance
Ingram Content Group UK Ltd.
Pitfield, Milton Keynes, MK11 3LW, UK
UKHW021007180726
13838UKWH00003B/1479